# 为什么总是被情绪支配

## 易怒、焦虑、孤独的边缘型人格

The Borderline Personality Disorder Workbook:
An Integrative Program to Understand and Manage Your BPD

[美] 丹尼尔·J. 福克斯○著

程 帆○译

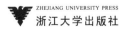

ZHEJIANG UNIVERSITY PRESS
浙江大学出版社
·杭州·

图书在版编目（CIP）数据

为什么总是被情绪支配：易怒、焦虑、孤独的边缘型人格 ／（美）丹尼尔·J.福克斯著；程帆译. -- 杭州：浙江大学出版社，2022.10
书名原文：The Borderline Personality Disorder Workbook:An Integrative Program to Understand and Manage Your BPD
ISBN 978-7-308-22816-9

Ⅰ．①为… Ⅱ．①丹… ②程… Ⅲ．①人格障碍－精神疗法 Ⅳ．① R749.910.5

中国版本图书馆CIP数据核字（2022）第118329号

THE BORDERLINE PERSONALITY DISORDER WORKBOOK: ANINTEGRATIVE PROGRAM TO UNDERSTAND AND MANAGE YOUR BPD by DANIELJ. FOX, PHD
浙江省版权局著作权合同登记图字：11—2022—234

**为什么总是被情绪支配：易怒、焦虑、孤独的边缘型人格**
(美)丹尼尔·J.福克斯 著 程 帆 译

| | |
|---|---|
| **丛书策划** | 杭州蓝狮子文化创意股份有限公司 |
| **责任编辑** | 黄兆宁 |
| **责任校对** | 卢 川 |
| **责任印制** | 范洪法 |
| **封面设计** | JAJA Design |
| **出版发行** | 浙江大学出版社 |
| | （杭州市天目山路148号　邮政编码　310007） |
| | （网址：http://www.zjupress.com） |
| **排 版** | 杭州林智广告有限公司 |
| **印 刷** | 杭州钱江彩色印务有限公司 |
| **开 本** | 880mm×1230mm　1/32 |
| **印 张** | 10 |
| **字 数** | 202千 |
| **版 印 次** | 2022年10月第1版　2022年10月第1次印刷 |
| **书 号** | ISBN 978-7-308-22816-9 |
| **定 价** | 65.00元 |

# 换一种角度看边缘型人格障碍

人们一度认为边缘型人格障碍无法治疗。很多被确诊，或有相关倾向的人至今都坚信这一点。但事实并非如此！边缘型人格障碍其实完全可以得到治疗，只要用对方法、掌握技巧、加深了解，同时参考本书中的相关信息，就可以逐渐减少这种人格障碍对自身的影响，甚至克服它。

人们似乎常常不敢对改变抱有希望，很难去想象一件长久让自己饱受痛苦折磨的事物能够逐渐消失。但在我职业生涯的大部分阶段，我始终都没有停止向身边的心理健康专家、来访者，以及他们的朋友、家人和爱人传达一个信息——边缘型人格障碍可以得到有效治疗。

所以，在你阅读本书的过程中，请对自己保持一定的怀疑态度，用一个不同的视角来看待边缘型人格障碍。请让自己相信，这种人格障碍可以得到治疗，你也能够在正确方法和技巧的帮助下实现自我成长。

## 这本书将如何帮助你？

任何一种人格障碍都不可能"痊愈"。"痊愈"意味着完全摆脱某种疾病或症状，然而我们却不能摆脱自己的人格或人格障碍。但是先别急！请不要看到这里就立刻把书扔到一边！事实上，对于什么是成功有效地治疗人格障碍，并不只有一种简单的定义。我们需要做的，是减少症状发生，降低它们对你自己、他人和不同情境的影响。而这正是本书的目的所在。你会从书中学到必要的技巧和工具，指导自己以更加积极有效的方式行动和生活，了解自己的消极信念、行为和反应模式背后都有哪些动机，进而减少边缘型人格障碍症状对自身生活的影响。

## 并非"一蹴而就"的过程

这本书包含了很多有效的技巧、工具、行动指导和实践方法，能够帮助你削弱边缘型人格障碍带来的有害影响，减少消极信念、行为和反应模式的出现。但它们都不是"一蹴而就"的技巧和方法。我经常和来访者说，学习一种心理健康技巧去应对边缘型人格障碍或其他心理健康问题的过程就像学习滑旱冰。起初你会觉得别扭和生疏，甚至会摔跤，但练习得越多，表现就会越好。书中的空间可能不够你书写练习提示和问题的答案，但一定不要让这一点阻碍你去思考和书写！需要时请写在额外的纸上。书中多数练习内容都能够在以下网址中下载：http://www.newharbinger.com/42730。

　　学习这些技巧和工具需要付出耐心和行动。因此，我鼓励你将它们尽可能融入自己的日常生活，同时随时留意在练习过程中产生的灵活、健康、积极的信念、行为和反应模式。这个过程并不容易，需要付出巨大的决心和努力，但如果你能够做到，边缘型人格障碍将逐渐远离你的生活，你将充满力量，真正改变人生。

## 本书的布局

　　这本书将根据对不同程度的边缘型人格障碍者采取的治疗方法，分为五个部分。第一部分将阐述什么是边缘型人格障碍，它的普遍性、发展过程和具体的表现症状。我们也将讨论边缘型人格障碍者与他人的联结及相处模式，以及边缘型人格障碍的不同类型。

　　在第二部分中，你会读到自身超越边缘型人格障碍的意愿与动机，并识别目前所处的具体阶段。另外，你也会了解有哪些常见的扳机事件会导致反常（不健康的）的行为和想法，我会在这一部分指导你判断目前自己的人际关系是积极还是消极的。

　　在第三部分，我们会学习在情绪被触发时如何控制自己的反应，如何识别高风险情形，以及如何为自己提供多个选项，灵活应对当下情境。通过这部分内容你将掌握改变有害想法的技巧，学习自我安抚技巧，增强自控力，并提高自己爱的能力，更好地解决人际冲突。

在第四部分，我们将列举具体的工具，帮助你调整和形成更健康的自我认知，识别出哪些人（及不同情境）会激励你采取更加积极、健康的反应模式。这部分内容会为你提供指导方向，告诉你如何识别内在动机和认知误区，如何摒弃不合理的情绪、想法和期盼，以及如何识别阻碍心理成长、固化边缘型人格障碍症状的自我防御机制。在这一部分，你将面对自己爱恨交织的内心冲突，努力抛弃"过去的方式"，去拥抱全新的、灵活而健康的反应模式。

最后，在第五部分，我会带你了解不同的压力类型及各自的应对策略。通过这部分内容，你会重新建立自我接纳的态度，将获得的领悟、技巧继续保持下去，同时对自己的过去、现在和未来抱有更加清晰的觉知。

在阅读本书的基础上，再结合网上庞大的资源库，就能够进一步巩固强化从中习得的技能。读者在网上（网址如前）能够找到对书中各个部分的总结内容，这些总结包含了每个部分所有章节的相关概念和技巧。请将这些资源充分利用起来，不断巩固你取得的所有成果。

## 如何使用这本书

这本书除了适用于边缘型人格障碍者外，也同样适合有相关症状的人群阅读，因为这部分群体虽然不一定完全符合边缘型人格障碍的诊断标准，但会有类似的症状特点。无论你属于哪一类，只要真正希望缓解问题，都非常推荐阅读这本书。你既可以把它作为治疗过程中的辅助工具，也可以单独使用。我相信无论何时，当你需要心理健康领域的专业支持，都能找到积极有效的资源和途径，例如专业的心理咨询师，这会是一个莫大的安慰。如果当下你还没有自己的咨询师，我也鼓励你考虑这么做。

在这本书中，我会以贝蒂和托尼的故事作为参考，带领读者了解他们如何在自身经历中学习和利用书中所述的技巧。这两个角色的原型和故事均来自我过去诊疗经历中来访者的真实经历。我会通过他们来对各个技巧进行解读，让读者更容易理解其中的概念。

阅读此类书最大的优势，就是你可以完全按照自己的节奏进行。当你准备充分后，再开始着手进行即可。这本书将以帮助你找到自己的节奏为初衷，指导你依次识别形成边缘型人格障碍的动机、行为、内驱力和需求，同时也会教你如何坚持使用学到的技巧，如何持续获得阅读过程中体验到的成就感。从头开始，持续行动，然后按照自己的节奏一步一步往前走。就算暂时把这本书搁置一旁，只要当你想要继续向前时，再重新打开它，就会有所收获。

## 采用自救(HELP)四步法的时机和方式

在阅读这本书时，如果你的情绪被触发，或者感到被情绪淹没，可以尝试使用书中学到的应对策略，或者也可以向身边信任的人寻求帮助，比如专业的心理健康专家。一定要记住：在应对和探索边缘型人格障碍的过程中，有可能会带来一些其他问题，我们自己很难去独自解决和应对。如果你因此产生了伤害自己或他人的想法，请先停下来！与你身边的心理健康专家取得联系，或者去距离最近的紧急心理咨询室。

你的安全永远是第一位的。

边缘型人格障碍的确会让人十分痛苦，所以在阅读过程中，很可能会引发一些糟糕的想法、情绪和回忆。所以很重要的一点，是了解自己什么时候会需要帮助。为了告诉你如何进行，我创建了自救（HELP）四步法：

H——你正在体验强烈情绪、想法或回忆。

E——先脱离当下的环境，或采取另一种方式，而不是消极应对。

L——向别人求助，或自我安抚，让自己放松下来。

P——当强烈的情绪、想法或回忆没有减轻，或者你有伤害自己或他人的冲动时，请向一个性格阳光并值得信任的朋友，或专业心理健康专家寻求帮助。

　　每当你即将淹没在强烈的情绪、想法和回忆中时，请一定记得使用自救（HELP）四步法帮助自己。

CATALOGUE

目录

## 第四部分 重新开启人生，建立全新自我

## 第五部分 维持成果，提升力量

# THE BORDERLINE PERSONALITY DISORDER WORKBOOK

---

## 第一部分

## 边缘型人格障碍和有效治疗

# THE BORDERLINE PERSONALITY DISORDER WORKBOOK

## *01*

## 什么是边缘型人格障碍

很多人对于什么是边缘型人格障碍存在误解，也不清楚它对人们的生活有何影响，包括患者自身，他们的家人、朋友、爱人、同事，以及身边的其他人。也许心理健康专家已经对你做出诊断，或者你感觉到自己的生活哪里有些不对劲，然后你会去搜索边缘型人格障碍，发现有些症状和自己、他人及当下情境似乎很吻合。因此在本章中，我们将对这一迷思进行梳理，确定真正符合你自身情况的相关标准。更清晰地了解边缘型人格障碍是自我探索的开端，能够让你进一步获得成长。

你应该知道，边缘型人格障碍在不同的人身上表现不一样。所以我想先讲一下贝蒂的故事。贝蒂和边缘型人格障碍已经抗争了很多年，如今已经克服了这个问题。由于形成了自己的理解和方法，她现在具备了掌控病症和自身生活的能力。在阅读这本书的过程中，我们会不断提到她。

# 贝蒂

贝蒂是一位 22 岁的女性，一直以来都很难交到朋友，也很难维持友谊。无论是朋友、其他重要的人、家人，还是同事，她经常和对方发生争吵，甚至肢体冲突，最终导致关系破裂。很多人和贝蒂相处时都很不舒服，因为她对人有强烈的控制欲，颐指气使，言辞刻薄，而且感情用事。从很多方面来说，她就像一条变色龙，会为了迎合不同的人改变自己的观点和价值观，例如迎合喜欢政治的人，喜欢哥特风亚文化的人，喜欢寻求性爱刺激的人。她为了不被人拒绝，以及感到被理解，一直在改变自己。

而如果朋友和她意见相左，贝蒂就会表现得非常生气，然后再也不理会对方。但她的朋友同时又特别喜欢和她在一起，因为贝蒂常常是聚会上的灵魂人物，而且她从来不怕挑战。然而，贝蒂有时会没有任何理由地拖延回复朋友的短信或邮件，然后好几天不出家门。她时常说："我在人群中也经常感到是独自一人。"不和朋友待在一起的时候，贝蒂经常失声痛哭，然后到网上去寻找下一段感情。

贝蒂和史帝芬见面的一瞬间就彻底沦陷了，从此之后每天都想和他聊天。但仅仅因为史帝芬没能立即回应她留在门口的礼物，贝蒂就和他分手了。她说史帝芬就是一个"恶棍"。

这次分手对贝蒂来说很难熬。虽然是自己先提出的，但她反而感到不被接纳、孤独、迷茫、矛盾、困惑，她不清楚自己对史帝芬的感受，也不清楚自己的感受。

除了感情，贝蒂还有很多别的问题。当压力极大时，她经常感到自己与身体、世界是剥离的，同时感觉自己像是一个陌生人操纵的牵线木偶。她开车十分莽撞，有过两次醉酒驾驶记录，甚至会在觉得有点"无聊"的时候去偷东西。从12岁开始，贝蒂已经看过无数个心理咨询师和精神科医生，她被诊断为患有强迫型人格障碍、冲动控制失调症和重度抑郁症。

药物治疗对她的有些症状管用，对另一些却收效甚微。她的问题一直反反复复，生活中发生的事情也会影响她的症状表现，因此用药也会相应变化。

贝蒂和史帝芬分手后，割伤了自己的手臂，她的同事也看到了那些伤疤。

她对此感到非常难堪，所以下定决心重新开始治疗。而在这次治疗中，她发现自己的症状属于"边缘型人格障碍"。她很认同这次诊断结果，因此在了解自己的实际情况（以及有经验丰富的咨询师协助）后，贝蒂开始了疗愈的历程。

---

贝蒂借助本书中的很多方法和技术，摆脱了让她饱受煎熬的边缘型人格障碍。如果这些方法对她有所帮助，也同样会对你有所帮助。

或许你会从贝蒂应对边缘型人格障碍的经历中得到共鸣，但也会怀疑自己是否同样能够做到。想要治疗边缘型人格障碍，贝蒂要先了解它的本质，也需要明白她并不是孤独一人。你也同样如此。下面，就让我们一起来探索边缘型人格障碍，了解它的普遍性。

## 边缘型人格障碍的定义

《精神障碍诊断与统计手册》（第五版）（DSM—5；美国精神医学学会，2013）将边缘型人格障碍确定为十种人格障碍之一。各个专业领域的咨询师都将其作为参考标准，用来诊断不同类型的心理疾病。广义上来说，人格障碍是指在出现某些特定的情境、感受或两种因素同时发生时，缺乏调整自身的行为、想法以及反应模式的能力。在《精神障碍诊断与统计手册》（第五版）的描述中，边缘型人格障碍是"一种人际关系、自我形象和情感方面极度不稳定的普遍心理及行为模式，通常始于成年后的早期阶段，普遍存在于各种情境中"。很多边缘型人格障碍确诊人士在回顾孩童和青少年时期的经历时，其实都能看到这些症状和行为模式的一些早期端倪。而如果我们去描述儿童和青少年患有边缘型人格障碍，这种说法则不太准确，因为他们仍在成长和变化，需要不断学习如何管理和应对生活中出现的各种情形。18岁以下的青少年若要被诊断为患有某种人格障碍，包括边缘型人格障碍，那么他们表现出的症状应持续至少一年。

《精神障碍诊断与统计手册》（第五版）中列举了判断边缘型人格障碍的 9 条标准。达到其中 5 条或以上才符合确诊条件。如果心理健康专家已经对你进行了诊断，则我们希望诊断结果同时符合这些标准和你的实际情况。因此，为了让你更清晰地了解边缘型人格障碍，下文所述方法会帮助你判断哪些标准符合你自身的状况。而且在每一条判断标准中，我都会结合贝蒂的经历进行具体说明。

## 识别你的边缘型人格障碍症状

请在下列描述中，勾选出符合你的行为和反应习惯的选项。

**□极力避免现实中或想象中被抛弃。**

贝蒂臆想她的男友要离开她，只是因为他对自己送的礼物反应不够及时，所以她先提出了分手，但这样反而让她更加感觉到被对方抛弃。因为这种要被抛弃的感觉，她过去已经有过很多类似的不合理行为。

**□这种脆弱又紧张的人际关系模式的特点，就是在极度理想化和极度悲观之间反复变化。**

贝蒂初遇史帝芬时，几乎"神魂颠倒"般地坠入了爱河，每天都想和他聊天。但之后贝蒂给史帝芬发短信，告诉史帝芬她已经把礼物放在了门口，仅仅因为史帝芬没有马上回复，贝蒂就和他分手了，还叫他"恶棍"。她和之前的三任男朋友也有过类似情况。

**□身份认同障碍：自我认知或自我意识不稳定，且表现非常明显。**

贝蒂很难结交朋友和保持友谊，因为她经常改变想要交往的类型，她的想法和价值观也会为了迎合朋友而变化。

**□至少在两个可能造成自我伤害的方面产生冲动行为（例如消费、性行为、药物滥用、危险驾驶、暴饮暴食）。**

当结束一段感情后，贝蒂就会强迫性地去网上寻找下一段感情。她开车十分莽撞，有过两次醉酒驾驶记录，甚至会在觉得有点"无聊"的时候去偷东西。

**□反复出现自杀行为、自杀倾向、自杀威胁，或做出自残行为。**

贝蒂有过自残的行为，在压力大或感到孤独时会割伤自己的手臂或腿。和史蒂芬分手后她就割伤了自己的手臂。

**□由反应过激导致的情绪不稳定（例如强烈的阵发性烦躁、易怒或焦虑，通常持续数个小时，偶尔长达数天）。**

不和朋友在一起时，贝蒂经常蜷缩在床上哭泣，或者想方设法寻求自我安慰和联结感，比如疯狂给别人发短信，或去交友网站上找人上床。

**□长期感到空虚。**

即使正在和别人约会或者已经有了另一半，贝蒂也经常感到孤独。她时常说："我在人群中也经常感到是独自一人。"

□ **与事实不符的强烈愤怒或难以控制自己的愤怒（例如经常发脾气，频繁感到愤怒，反复与人产生肢体冲突）。**

贝蒂和朋友、男朋友、家人及同事都发生过多次激烈的争吵和肢体冲突。

□ **短暂、应激性的偏执观念或严重的解离症状（偏执观念是指无来由地担心别人有意针对自己，解离是指在精神上与身体或情绪体验割裂，或两者兼而有之）。**

当压力非常大时，贝蒂经常感到她与自己的身体以及周围的世界是剥离的，仿佛自己是一个被陌生人操纵的牵线木偶。

在这里写下勾画选项的数目：_____ 个

你是否勾选了以上内容中的 5 条或以上？（圈出您的回答）

是　否

根据上述内容，你认为自己的边缘型人格障碍症状是否符合你看待世界、与人互动以及应对他人和不同情境的方式？（圈出你的反应）

是　否

如果你勾选了 4 条或以下，但仍认为自己符合部分边缘型人格障碍特征，那么这本书对你依旧很有价值。它能够帮助你学习如何减少这些症状对生活的影响。

## 边缘型人格障碍是一个频谱

在做上述练习时，你可能已经注意到，自己的一些行为、感受和想法没有贝蒂那么强烈——也可能更强烈。这很正常，因为每一个边缘型人格障碍者的情况、症状的强烈程度或严重程度都不一样，因此受到的影响也不一样。贝蒂的行为表现按某些标准来看很严重，或者说极其严重，对她来说是痛苦甚至个人危机的重要来源。但对你来说并不一定是这样。这种表现上的差异有助于咨询师确定每个人在边缘型人格障碍频谱中从症状轻微到极其严重的范围内处于哪个位置。

如果贝蒂属于边缘型人格障碍频谱中极端严重的类型，你认为自己应该处在什么位置呢？在下面的练习中，圈出频谱中你认为自己符合每条边缘型人格障碍标准的选项。慢慢进行，选出你感觉对的答案即可。答案没有对错，只要是你真正的想法就可以。

**1.极力避免现实中或想象中被抛弃。**

*症状轻微 症状明显 症状严重 极其严重*

**2.处于一种脆弱又紧张的人际关系模式，特点是在极度理想化和极度悲观之间反复变化。**

*症状轻微 症状明显 症状严重 极其严重*

3.身份认同障碍：自我认知或自我意识不稳定，且表现非常明显。

症状轻微 症状明显 症状严重 极其严重

4.至少在两个可能造成自我伤害的方面产生冲动行为（例如消费、性行为、药物滥用、危险驾驶、暴饮暴食）。

症状轻微 症状明显 症状严重 极其严重

5.反复出现自杀行为、自杀姿态、自杀威胁，或做出自残行为。

症状轻微 症状明显 症状严重 极其严重

6.由反应过激导致的情绪不稳定（例如强烈的阵发性烦躁、易怒或焦虑，通常持续数个小时，偶尔长达数天）。

症状轻微 症状明显 症状严重 极其严重

7.长期感到空虚。

症状轻微 症状明显 症状严重 极其严重

8.与事实不符的强烈愤怒或难以控制自己的愤怒（例如经常发脾气，频繁感到愤怒，反复与人产生肢体冲突）。

症状轻微 症状明显 症状严重 极其严重

9.短暂、应激性的偏执观念或严重的解离症状。

症状轻微 症状明显 症状严重 极其严重

10.回顾自己的反应，你认为自己处于边缘型人格障碍频谱的什么位置？

症状轻微 症状明显 症状严重 极其严重

现在，你已经确定了上述某些症状对自己影响最大，也影响你如何看待自己、周围的环境以及其他人，下面让我们将以上答案放在一起进行分析。

你为什么在刚刚的练习中认为自己的症状属于轻微、中度、严重或极度严重？（你可以参考某一级别的症状数量，导致你对自己评价苛刻的某些特定症状，等等。）

_____

_____

生活中的哪一方面或哪些方面（例如与家人和朋友的关系、工作、你看待自己的方式等），给你带来的问题最多？

_____

_____

回想对上述问题的回答以及评分，你对边缘型人格障碍有了哪些了解？

_____

_____

了解和探索边缘型人格障碍能够帮助你获得成长，但有时也会让你感到孤单。你可能觉得只有自己有这些感觉、想法、回忆和反应，但一定要记住：你并不是独自一人。许许多多的人同样都在经历边缘型人格障碍的困扰。

## 边缘型人格障碍有多常见？

孤独感是边缘型人格障碍人群中常见的症状——由于高度普遍，也成为诊断标准之一（即长期感到空虚），但你并不孤独。

美国大约有 1800 万（约美国人口的 6%）成年人被诊断出患有边缘型人格障碍（Grant 等，2008 年）。长期以来，边缘型人格障碍的女性患者就诊频率要高于男性，比例大概是 3∶1，但符合诊断标准的男女人数几乎相等（53% 为女性，47% 为男性。Grant 等，2008 年）。

在世界其他地区，患有边缘型人格障碍的人口占各地总人口的 1.4%～5.9%（出自 Samuels 等，2002 年；Coid 等，2006 年；Lenzenweger 等，2007 年；Grant 等，2008 年；Trull 等，2010 年）。从这些统计数据中可以看出，许多人正在经历边缘型人格障碍，同时也在努力克服。

## ◇ 为成功奠定基础 ◇

利用下面的空间，把你从本章中学到的内容总结下来，真正掌握这些信息。

我从本章中学到的最有帮助的信息是：

1.＿＿＿＿＿＿＿＿＿＿＿＿＿＿＿＿＿＿＿＿＿＿

2.＿＿＿＿＿＿＿＿＿＿＿＿＿＿＿＿＿＿＿＿＿＿

3.＿＿＿＿＿＿＿＿＿＿＿＿＿＿＿＿＿＿＿＿＿＿

在阅读本章的过程中，我脑海中思考的是，＿＿＿＿＿＿＿＿

＿＿＿＿＿＿＿＿＿＿＿＿＿＿＿＿＿＿＿＿＿＿＿＿＿＿＿，

它能让我了解到＿＿＿＿＿＿＿＿＿＿＿＿＿＿＿＿＿＿＿＿＿

＿＿＿＿＿＿＿＿＿＿＿＿＿＿＿＿＿＿＿＿＿＿＿＿＿＿＿

无论是男人还是女人，只要他们和贝蒂、和你一样，需要解决边缘型人格障碍带来的问题，不管是表现出某些特征还是已经确诊，这本书都同样适用。在这本书中，我在讨论属于边缘型人格障碍频谱内的想法、感受、反应、信念和期待时，都使用了"边缘型人格障碍"这一术语。但我并无意根据这一术语或相应诊断去定义某个人，或给他们贴标签。请一定要记住：诊断是为了治疗而并非自我定义。我希望你能够逐渐感受到，对边缘型人格障碍的探索是一条通往治愈和成长的道路，沿着这条路坚持下去，你一定会最终找到控制和克服它的办法。

在对边缘型人格障碍有了更多了解后，下面让我们来探讨其可能的根源和成因。

THE BORDERLINE PERSONALITY
DISORDER WORKBOOK

*02*

边缘型人格障碍的成因

本章将深入探讨边缘型人格障碍的各种成因或根源，包括遗传因素、大脑差异、心理和社会因素以及早期经历。通过这一部分的练习，你能更加了解自己的历史，包括过去生活中边缘型人格障碍的早期表现。

## 边缘型人格障碍产生的根源

被诊断为边缘型人格障碍的人内观时经常会带着一种自我责备、自我厌恶、迷茫和冲突的情绪，可能会有一种支离破碎或被诅咒的感觉，也可能笃定是自己本身和过去的经历导致当下的结果。然而，正是这些想法和感受才进一步固化了边缘型人格障碍，让你感到孤独、羞耻、无从逃脱。

边缘型人格障碍是心理学中得到最多研究和治疗的一类人格障碍

（Dingfelder，2004年），但其成因却并没那么简单，而且仍然有待讨论。关于人们为什么会表现出边缘型人格障碍的症状，陷入当下困境，并没有一个最准确的解释。但对遗传因素、心理和社会因素以及大脑功能等领域进行探索仍然非常有意义，而且能够对边缘型人格障碍的发展产生极其重大的影响（Benjamin，1996年）。

## 遗传因素

研究表明，边缘型人格障碍确诊案例中有37％到69％都与遗传有关（Ahmad等，2014年；Distel等，2008年；Gunderson等，2011年）。如果人们的直系亲属（父母、兄弟姐妹、子女）中有确诊的边缘型人格障碍者，那么他们自身的确诊概率是其他人群的5倍（美国精神医学学会，2013年；Gunderson，1994年）。边缘型人格障碍的某种症状——冲动、焦虑、难以控制情绪和人际关系问题（Reichborn-Kjennerud等，2013年；Zanarini等，2004年）——往往具有很强的家族遗传性。例如，假设你的妈妈易冲动，你可能也会出现这一倾向。

简言之，如果你的近亲患有边缘型人格障碍，你出现相关症状或确诊的概率就更高。

但请记住，我们绝不单纯是基因遗传的体现。

## 心理和社会因素

很多被诊断有边缘型人格障碍的人在童年时期都经历过创伤性事件，例如遭遇虐待或遗弃（Ball和Links，2009年；MacIntosh，Godbout和Dubash，2015年）。更准确地说，有36.5％～67％的确诊者童年时都遭受过性虐待（Elzy，2011 年；McGowan，2012 年），而不被重视、监护人酗酒或吸毒、家庭生活混乱、与监护人关系破裂、监护人频繁更换或失职，以及成年人无法控制情绪等童年不幸，都有可能对边缘型人格障碍的形成产生影响（Dahl，1985 年；Fonagy，Target 和 Gergely，2000 年；Judd 和 McGlashan，2003 年；Linehan，1993 年）。

但要知道，不是每一个经历过创伤性事件的人都会患上边缘型人格障碍，也不是每一个有边缘型人格障碍的人都经历过类似事件。此外，虐待的严重程度、最初经历的年龄、遭受虐待的次数以及虐待行为的类型（如性虐待、情感虐待、身体虐待或精神虐待）与边缘型人格障碍的形成之间也存在相关性（Chanen 和 Kaess 等，2012 年；Yen 等，2002 年；Zanarini 等，2002 年）。

所以说，心理和社会因素共同影响了人们的早期经历。

发生频率、经历次数、严重程度，以及发生的年龄，这些因素都会影响边缘型人格障碍的形成。虽然边缘型人格障碍者的早期经历基本符合类似的模式或顺序，但并非只有一种诊断途径。因此，辨别出一段常见、影响深远的经历可以帮助你在这个过程中更好地了解边缘型人格障碍。

罗娜·史密斯·本杰明（Lorna Smith Benjamin）在她的著作《人际关系诊断与人格障碍治疗》（*Interpersonal Diagnosis and Treatment of Personality Disorders*）（1996 年）中也确定，一些人生早期的经历

会促使边缘型人格障碍的形成（见图 2-1）。如果你有过其中一种、两种甚至所有这些早期生活经历，也并不意味着一定会患上边缘型人格障碍，只是更有可能表现出与边缘型人格障碍者类似的信念、行为和反应模式。

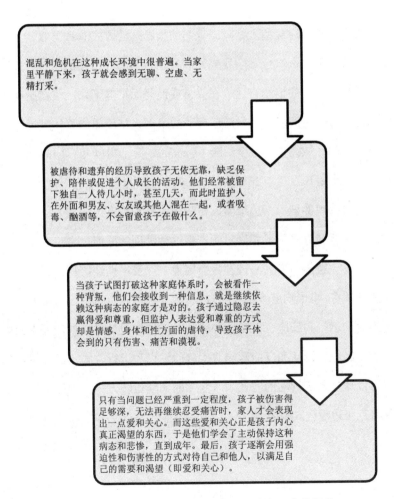

混乱和危机在这种成长环境中很普遍。当家里平静下来，孩子就会感到无聊、空虚、无精打采。

被虐待和遗弃的经历导致孩子无依无靠，缺乏保护、陪伴或促进个人成长的活动。他们经常被留下独自一人待几小时，甚至几天，而此时监护人在外面和男友、女友或其他人混在一起，或者吸毒、酗酒等，不会留意孩子在做什么。

当孩子试图打破这种家庭体系时，会被看作一种背叛，他们会接收到一种信息，就是继续依赖这种病态的家庭才是对的。孩子通过隐忍去赢得爱和尊重，但监护人表达爱和尊重的方式却是情感、身体和性方面的虐待，导致孩子体会到的只有伤害、痛苦和漠视。

只有当问题已经严重到一定程度，孩子被伤害得足够深，无法再继续忍受痛苦时，家人才会表现出一点爱和关心。而这些爱和关心正是孩子内心真正渴望的东西，于是他们学会了主动保持这种病态和悲惨，直到成年。最后，孩子逐渐会用强迫性和伤害性的方式对待自己和他人，以满足自己的需要和渴望（即爱和关心）。

图2-1　人生早期经历对边缘型人格障碍形成的促进

你对自己、他人和不同情境曾经的想法和反应，影响着现在大脑的发育和运转。下面，让我们进一步探索大脑如何运转，这也是形成边缘型人格障碍的最后一个潜在因素，随后我们将在接下来的练习中找到它的具体根源。

### 大脑的运转

研究显示，边缘型人格障碍者们的大脑运转方式非常类似。人的大脑中有一部分区域会影响我们控制冲动行为和攻击性的能力，让我们准确识别他人的情绪表达，在兴奋或愤怒后平静下来，或在激动或愤怒时冷静分析问题。但对于已确诊边缘型人格障碍的群体来说，这一部分大脑区域往往会过度活跃（Goodman 等，2014 年；Lenzenweger 等，2007 年；Sala 等，2011 年；Soloff 等，2008 年）。

这些发现都显示，边缘型人格障碍人群和没有边缘型人格障碍人群的大脑运转方式不尽相同，而产生这种区别的原因也有很多。因此人们认为，遗传因素、心理和社会因素，以及早期经历都会影响人脑功能的发育，也影响着大脑在对自我、他人和不同情境进行思考、评估、感知时的运行和反应。发现这种关联对人们来说是好消息：因为如果情境、经历、行动和反应影响着大脑的发育和运行方式，那么你自然也可以通过改变行动的方式来改变你的大脑运转方式，例如采用新的策略克服边缘型人格障碍。

## 边缘型人格障碍的根源及影响

正如人与人之间互不相同，影响边缘型人格障碍形成的根源也不一样，了解自身的边缘型人格障碍如何形成能够让你更好地控制和超越它。因此，我们现在要利用下面的练习，帮助你确认自身边缘型人格障碍的症状在多大程度上与遗传因素、心理和社会因素，以及大脑运转方式相关。

在表 2-1 空白处的左侧写下符合边缘型人格障碍诊断标准的家庭成员和近亲，然后在右侧描述他们身上和你相似的人际关系问题、行为和情绪问题以及控制冲动行为的问题等。这个练习对你来说也许会有些挑战，因为你很可能对这些人原本就缺乏好感。想象自己和他们扯上关系，想到自己在行为和生理上与他们相似，可能会让你感到很难受。但这个练习过程非常重要，它能够帮助你识别问题的根源，加深了解，从而克服边缘型人格障碍，所以需要你努力去完成。

表2-1　边缘型人格障碍家庭成员

| 家庭成员 | 症状 |
|---|---|
|  |  |
|  |  |
|  |  |
|  |  |
|  |  |
|  |  |

现在你已经确定了一些人可能和你在边缘型人格障碍上有遗传方

面的关联，下面让我们继续探讨心理和社会因素，以及早期经历对边缘型人格障碍形成的影响。请在下面列项中勾选与边缘型人格障碍相关的表达内容。

□我年轻时经历过虐待或被遗弃。

□我经历过两次以上且非常严重的虐待。

□我在童年时期经常被忽视。

□我童年时期在学校里饱受煎熬。

□以下这些人在我的生活中行为反复无常且无法依靠：

〇母亲

〇父亲

〇兄弟

〇姐妹

〇其他家庭成员：_____

〇朋友

〇其他人：_____

□我成长的过程中周围总是有陌生人。

□我每次和别人建立感情，总是对方先结束关系并背叛我。

□我的父母或监护人酗酒或吸毒，或两者都有。

□我目睹过父母或监护人对对方采取暴力行为。

□我的父母或监护人对我采取过暴力行为。

☐混乱和危机在我成长的环境中很常见。

☐当家里平静下来，我会感到无聊、空虚、无精打采。

☐当家里平静下来，我会感到焦虑和害怕，感觉有什么不好的事情会发生。

☐我曾被独自一人留在家里几小时甚至几天，没有监护、保护和陪伴。

☐我的父亲、母亲或监护人经常出去和男友或女友在一起。

☐我的父母或监护人在我面前酗酒或吸毒，或两者都有。

☐在成长过程中，我经常感到没人在意我，以及关注我在做什么。我只能依靠自己。

☐在我想要打破原有的家庭节奏时，会被认为是背叛。

☐家人让我感到只有在依靠他们、厌恶自己时，我才会被爱。

☐爱和尊重在我的家中通常意味着伤害、痛苦、漠视、情感虐待、身体虐待、性虐待，或以上都有。

☐当且只有当我在最低谷的时候，我的家人或监护人才会给我某种形式上的爱和关心。

☐我学会了一直"生病"或者"受伤"，这样人们才会爱我。

☐从家人那里，我学会了不诚实和不坦率的态度，因为诚实最后往往只会让我遍体鳞伤、心力交瘁。

根据上述练习，思考你的边缘型人格障碍在多大比例上与遗传因素、大脑运转方式、心理和社会因素以及早期经历有关。将这些百分比写在图 2-2 的空白圆圈中；相加总和应该是 100%。这不是一个科学公式，而是一种可视化方法，让你更直观地掌握从这一章和这个练习中学到的内容。

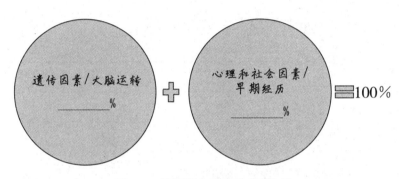

图2-2 边缘型人格障碍成因比例

现实中不太可能出现你只在一种原因上写 100% 的情况，因为是遗传因素、大脑运转方式、心理和社会因素及早期经历共同结合，才造就了今天的我们。

当你逐渐开始记起并发现这些影响的存在，开始思考它们是如何共同造成了你的边缘型人格障碍时，也许会产生一种永远都无法摆脱边缘型人格障碍的感觉。但事实却并非如此——如果真是这样的话，就不会有虽然童年不幸，但仍克服了过去伤害的人存在。边缘型人格障碍并不意味着你会永远遭遇失去、痛苦和煎熬。正相反，了解这种人格障碍的根源会帮助你克服它带来的影响。你必须了解自己的过去，才能知道未来要走向何方。

## ◇ 为成功奠定基础 ◇

利用下面的空间，把你从本章中学到的内容总结下来，真正掌握这些信息。

我从本章中学到的最有帮助的信息是：

1._____

2._____

3._____

在阅读本章的过程中，我脑海中思考的是_____，它能让我了解到_____

_____

_____

接下来，我们将要探讨对边缘型人格障碍的诊断如何影响你与他人建立情感联系及身体联系，即依恋。

# THE BORDERLINE PERSONALITY DISORDER WORKBOOK

## *03*

依恋和边缘型人格障碍

依恋是我们内心深处的一种情感动力，能够让我们与他人建立联系。我们每个人很早就开始形成一种依恋模式或依恋类型，具体取决于监护人对我们采取的行为方式。依恋类型不仅会影响你看待自己和世界的方式，也会影响你在不同情境下的行为和反应。在本章中，你会了解到不同的依恋类型如何形成并影响人们的行为，从而学会辨别自己的依恋类型，并学习如何去建立安全稳固的人际关系。

　　我们已经在第一章中认识了贝蒂，在这一章中，你将会认识托尼，了解他的边缘型人格障碍的具体情况。在这本书接下来的部分，你也会读到更多贝蒂和托尼的经历，以及他们在克服边缘型人格障碍过程中遇到的挑战。也许，你也会在阅读本书的过程中感受到相似的体验。下面，让我们走进托尼的故事。

# 托尼

托尼的母亲经常告诉托尼，他就是一个负担，让人失望，一事无成。自打托尼记事起，他就强烈渴望母亲的爱和关怀，但他越努力，母亲反而越抗拒和数落他。她把所有的精力都放在了自己的男友们和喝酒上。他一直想要得到母亲的认可，但总是"方式不对"。他在学校非常用功，成绩也很优秀，想让母亲为自己骄傲，然而有一次，他拿着满是 A 和 B 的优异成绩单回家，结果母亲却说："别炫耀了，没人喜欢自以为什么都知道的人。"这件事彻底打击了托尼，他不再为了获得好成绩努力学习，而这种习惯也一直跟随他直到上大学，甚至做第一份工作。

这次成绩单事件后，托尼将注意力转向了运动。他在棒球上表现非常优秀，教练们也都很喜欢他。其中一位教练曾经把托尼叫到一旁，说可以帮助他成为更出色的运动员，只是他需要更多和更长时间的练习。然而托尼拒绝了这份邀请，因为他觉得自己不配得到教练额外的时间和关注——而且得到表扬反而让他非常不自在，也开始质疑教练的动机。托尼一直想让母亲来看自己打比赛，但她总是拒绝——只有那么一次。在这次比赛上，托尼三振出局一次，上垒两次，并且得了三分。可当他回家后，母亲却抱怨看比赛有多么浪费时间。她告诉托尼，他在一件自己根本不擅长的运动上花费了大量时间，让她感觉特别丢脸，因为他三振出局了一次，而其他的孩子都没有。这件事的结果是托尼彻底放弃了棒球。

托尼非常喜欢自己交的第一个女友——帕姆。相处了一周之后，托尼就意识到自己彻底爱上了她。但他总是觉得帕姆绝不可能像自己爱她一样爱自己。他经常问她对自己有什么感觉，并且总是想要做她喜欢的事情来让她开心。他永远第一时间回复她的短信和邮件，让她知道她在自己心里是第一位。

托尼把全部注意力和空闲时间都放在和帕姆的关系上，为了和她待在一起，他不断调整自己的工作和其他安排，也不怎么和别的朋友相处。当帕姆有其他事情要忙时，托尼会感到孤单、迷茫，更加渴望和她在一起，但他又非常矛盾，因为他觉得自己没那么重要，不值得她花时间去相处。他会制造各种"考验"，证明帕姆爱他。例如，托尼会有意在脸书上发一条很消极的推送，看帕姆是不是会站在他这边。过去了3个小时，托尼不停查看回复状态，发现始终没有她的消息，随后喝下了一整瓶伏特加。最后帕姆发现托尼的时候，他已经晕了过去。由于托尼完全失去了意识，帕姆只好叫了一辆救护车。

托尼想到自己对帕姆的感情，感到非常困惑和矛盾。由于他和母亲的关系以及她对待自己的方式，托尼形成了一种极度缺乏安全感的依恋类型。他感到自己内心经常在来回拉扯：渴望与别人亲近，渴望被喜欢、被重视，但又怀疑自己是否值得被爱或者被重视。因为觉得自己不讨人喜欢，没有价值，进而不敢相信自己真的能够被爱、被重视。正是这种极度缺乏安全感的依恋类型和强烈的内心渴望，导致了他在学校、棒球、工作和情感关系上的种种行为。

## 我们的依恋类型是如何形成的

在成长过程中，我们感受到被爱的程度影响着我们的自尊和自我接纳的形成，也影响着我们寻求爱和与他人建立连接的方式。从兔子到人类，所有生物都会寻求与同类建立联系。因此我们称之为依恋的内驱力，从降生的第一天开始，这种内驱力就与人类息息相关。

依恋理论之父约翰·鲍尔比（John Bowlby）认为，婴儿由于有这种渴望，能够在安全的环境中成长和发展（Bowlby，1971 年）。当监护人给予婴儿关注、照顾和保护时，他们会感到安全、放松、被认可，从而逐渐形成对他人和周围世界的高度信任与理解，长大之后在处理人际关系时也会具备相应的能力。这就是安全型依恋类型。表现出这种依恋类型的人认为自己在世界上是有用的、重要的、有价值的；他们认为别人是真诚和友善的；并能够发展和维持健康稳定的人际关系（Bartholomew 和 Horowitz，1991 年）。然而，当婴儿的监护人无法满足婴儿被重视和关怀的需要，婴儿对自己和他人的信任能力就会受到打击。让我看一下托尼的经历。他一次又一次地尝试与自己的母亲建立情感连接，但他母亲却不愿意，或者说没有能力去回应他。

结果，托尼形成了一种极度不安全的依恋类型，从而影响到了生活的很多方面。

也许你和托尼一样，也没能在一个安全、平和的环境中成长，因此没有形成安全型依恋类型。拥有不安全依恋类型的人，会有更高的可能性出现焦虑、愤怒、抑郁、自我价值、自尊，以及情感联系和情绪控制等问题（Bowlby，1977 年）。而患有边缘型人格障碍的人群中，不安全依恋类型则非常普遍（Agrawal 等，2004 年）。这种依恋类型主要分为三类（Bartholomew 和 Horowitz，1991 年）。

1. 痴迷型：与他人建立联系的愿望过于强烈。
2. 疏离型：漠视他人及其情绪。
3. 恐惧型：渴望与他人相处，又害怕自己不值得被爱和关注。

## 辨别你的依恋类型

在这个练习中，你需要辨别自己的依恋类型。请在表3-1的方框中，勾选出符合你对自身和与他人关系看法的选项。你可能会同时符合其中的几项，这是很正常的。因为大多数人都会同时具有多种依恋类型的特点。完成之后，包含最多特点内容的方框，就是你的依恋类型。

表3-1　依恋类型特征

| 方框1 | 方框2 |
|---|---|
| 我很容易和他人亲近。<br>我愿意依赖他人。<br>我愿意让他人依赖我。<br>我不担心进入亲密关系。<br>他人不接受我也完全没关系。 | 没在亲密关系中我会感觉很不自在。<br>我在关系中非常渴望亲密和认可。<br>我总认为他人对我的重视比不上我对他们的重视。<br>我希望和另一半在情感上保持完全亲密。<br>我总感觉他人在情感上不像我希望的那样亲密。 |
| 方框3 | 方框4 |
| 不和他人建立情感联系让我感到很自在。<br>独立空间对我来说非常重要。<br>生活中我不需要任何人的帮助。<br>情感联系对我来说没有什么价值。<br>我从未感觉和其他人亲近过。 | 和他人关系亲近会让我感到很不自在。<br>我渴望与他人亲近，但又害怕与他人亲近。<br>我很难完全信任另一半。<br>我害怕在情感上与他人过于亲近，这会让我受到伤害。<br>我认为自己不值得另一半付出时间和关注。 |

　　将上面4个方框中勾选的数目相加，并将数字写在表3-2相应的方框中。例如，你在方框1中标记了5条内容中的3条，请在表3-2的方框1中填写3。

表3-2　依恋类型特征数目

| 方框1 | 方框2 |
|---|---|
| | |
| 方框3 | 方框4 |
| | |

　　每个方框代表了4种依恋类型中的一种，因此包含了最多条目的方框就是你的依恋类型。如果你在超过一个方框中有相同条目的内容，那么你就同时拥有两种依恋类型。表 3-3 对每一种依恋类型都做出了定义。请将与你最匹配的类型（或多种类型）圈出来。

表3-3 依恋类型定义

| 安全型（方框1） | 痴迷型（方框2） |
|---|---|
| 自我价值感高，在感情上很容易相信和亲近他人，不管是独处还是在亲密关系中都感到很自在。 | 自我价值建立在获得他人认可和接纳的基础上；渴望极其亲密的人际关系，导致过度依赖他人；与另一半在一起时焦虑感才会减轻。 |
| 疏离型（方框3） | 恐惧型（方框4） |
| 自我评价高；渴望独立，尽量避免与他人建立联系；否认自己需要亲密关系，并表示亲密关系不重要。 | 以消极的方式看待自己；不信任他人；害怕却渴望拥有亲密关系；在亲密关系中感到不自在，认为自己不值得另一半的回应。 |

　　有边缘型人格障碍的人一般会形成痴迷型或恐惧型依恋，或两者兼具。这两种依恋类型的相似之处在于，人们会因为害怕被遗弃而极度焦虑，但不同则在于如何与他人互动来获得安全感。痴迷型依恋的人一般会在有压力或感到害怕时通过他人让自己感到安全，而具有恐惧型依恋的人则倾向于与人保持距离，担心自己不值得占用别人的时间或关注。这两种依恋类型都会带来很多内心冲突。如果你在痴迷型和恐惧型上得分都很高，说明你可能会在被伤害和被遗弃的恐惧之间来回挣扎。

　　你和托尼一样，会出现这种叫依恋冲突的感受。托尼希望自己的母亲爱自己、关注自己，并欣赏自己的行为和成就，而母亲却只能看到自己的错误和失败。因此恐惧型依恋让他十分挣扎痛苦，内心经常在渴望被爱、需要被爱与实际感受到的爱之间感到巨大的落差。这种依恋类型在他的生活中体现为一种非常矛盾的状态——他对成绩的重视程度不断变化，他无法接受教练的帮助，他强烈需要随时和帕姆在一起，但同时又觉得配不上她、不值得她的关注，此外他努力获得母亲的认可和爱，通过各种方法去取悦她。他的依恋类型也造成了很多迷茫和困惑，反过来进一步加剧了他的边缘型人格障碍症状。

你和托尼有相同的感受吗？这种矛盾状态会产生并影响你在与自身和他人关系中的行为、感受、处事方式。其核心因素就是你的依恋类型。依恋驱使我们尝试建立连接，和别人亲近，也会让我们变得脆弱，但同时它会让我们因为这种连接产生害怕、孤独、被抛弃和恐惧的感觉。然而对于托尼和你来说，事情可以有不同的结果。依恋类型是可以随着时间推移产生变化的。通过努力，你可以通过掌握新的技巧去改变自己的依恋类型（Levy 等，2006 年）。

## 改变你的依恋类型

依恋是我们人际关系和情感生活的驱动力。当我们的依恋属于缺乏安全感的类型时，生活中的许多方面都会遇到更大的困难，包括控制情绪和管理人际关系。但这种依恋类型并不会跟随你一生，而边缘型人格障碍也一样不会。你可以改变依恋的动机因素，让它帮助你而不是伤害你。

研究表明，人们通过改变对自己和他人的看法，形成灵活应对的新模式，能够在关系中感到更加安全（Levy 等，2006 年）。通过探索和松动消极的信念、行为和反应模式，从而建立一种灵活、健康的新模式，变化就会自然发生。例如梳理自己的过去（我们在这本书中第 1 部分所做的练习）、学习和使用自我安抚技巧来增强自控力，同时识别出是哪些具体的扳机事件（会在第 8 章中详细解释）导致你用过去的消极方式面对自己、他人和不同情境。

现在，你已经对依恋理论有了一些了解，知道了自己的依恋类型，并知道你可以做出改变，那么请花几分钟时间思考一下：你认为自己的依恋类型在生活和人际关系中是如何展现出来的。请将你的依恋类型当作一种新方法，去重新看待边缘型人格障碍中让你痛苦的那些问题，也请在练习中保持好奇心。答案没有对错，你只需要去探索即可。

你认为自己的依恋类型如何促使你与他人建立联系？你的依恋类型如何影响你心里对于与他人建立联系的恐惧，或失去他们的恐惧？

_____

_____

你认为自己的依恋类型如何影响你看待自己的方式？列出一些你用来描述自己与他人关系的词语，并写出这些描述在哪些方面与你的依恋类型相匹配。

———————————————————————

———————————————————————

你认为自己的依恋类型如何影响你的人际关系？通过你的依恋类型反思一下自己最重视和相对不重视的人际关系。你在不重视与更重视的人际关系中的表现是否有所不同？

———————————————————————

———————————————————————

根据你的依恋类型，描述一下你感受到的内心斗争。例如，你是否渴望与他人亲近但又不敢行动，从而孤立自己？

———————————————————————

———————————————————————

这些问题也许会让你感到迷茫和挫败，不知道应该写些什么。也可能你已经写下一个答案，但又和问题不对应。又或许你的答案让自己感到灰心丧气、被情绪淹没。这些体验都很正常，如果它们发生，也完全没有关系。我们刚刚开始探索，所以必然会涉及一些看待自己的新方式以及新发现。要知道，你的边缘型人格障碍不希望你去进行探索，它希望你保持现状，但你已经意识到，自己需要去改变，去拥有不同的生活方式，去调整自己的依恋类型，所以，这些都是探索之路上必然会经历的部分。改变自己的依恋类型并不容易。如果很轻松就能做到，就不会有这些指导边缘型人格障碍的书出现，心理咨询师这个职业也就不会存在了。然而，改变必将发生。

## ◇ 为成功奠定基础 ◇

利用下面的空间，把你从本章中学到的内容总结下来，真正掌握这些信息。

我从本章中学到的最有帮助的信息是：

1.＿＿＿＿＿＿＿＿＿＿＿＿＿＿＿＿＿＿＿＿

2.＿＿＿＿＿＿＿＿＿＿＿＿＿＿＿＿＿＿＿＿

3.＿＿＿＿＿＿＿＿＿＿＿＿＿＿＿＿＿＿＿＿

在阅读本章的过程中，我脑海中思考的是＿＿＿＿＿＿＿，
它能让我了解到＿＿＿＿＿＿＿＿＿＿＿＿＿＿＿＿＿＿＿

＿＿＿＿＿＿＿＿＿＿＿＿＿＿＿＿＿＿＿＿＿＿＿＿＿＿

在你探索自身边缘型人格障碍的根源及依恋类型时，很可能会疑惑：是否所有人的边缘型人格障碍都相同？答案是否定的。在下一章中，我们将要进一步探讨边缘型人格障碍的 4 种亚型，然后你可以识别哪一种（或哪几种）最能够反映自己的个人情况。

# THE BORDERLINE PERSONALITY DISORDER WORKBOOK

## *04*

### 你的边缘型人格障碍属于哪种类型

通过前面的章节，你对边缘型人格障碍已经有了进一步了解，包括它是怎样形成的，在你的生活中有何表现。边缘型人格障碍的形成不是因为某个单独的阶段，在我们逐渐深入探讨的过程中，你也会发现，并没有单一类型的边缘型人格障碍。因此在本章中，我们将继续探索边缘型人格障碍的4种亚型。亚型是某一个想法或概念的不同表现形式。就本书的写作目的来说，我们使用"边缘型人格障碍"作为通用术语，而各个亚型是边缘型人格障碍的特定表现形式。在本章中，你还能通过一项测评来识别最能代表你自身情况的亚型（或多个亚型）。认识自己的亚型会让你更深入地了解边缘型人格障碍，掌握的信息越多，就越能够获得成长。

# 边缘型人格障碍的4种亚型

边缘型人格障碍包括 4 种亚型：沮丧型、冲动型、任性型和自毁型（Millon，1996 年）。让我们简要了解一下每种亚型，看看哪一种（或哪几种）最符合你的情况。

☐ **沮丧型**：这一类型人群的特点是，做事优柔寡断，有强烈的社交需求；在极其愤怒时会把情绪一直憋在心里，直到最后爆发，当感到"被逼迫"或没有被重视时，就会立刻开启自卫模式。

☐ **冲动型**：这类人群往往举止随意，只关注问题表面而不进行深入思考。他们常常精力充沛，但也容易对事物和他人失去兴趣，而且行事不够谨慎。因此，别人经常无法判断他们接下来想要做什么。

☐ **任性型**：任性型人群往往无法控制自己，他们需要立刻表达烦恼或不满的情绪，并且很容易感到沮丧，他们认为这个世界让人痛苦、没有意义。周围的人也猜不透他们接下来会做什么。

☐ **自毁型**：这类人群往往很难做出决断，有时似乎很谦虚，但立刻又会表现得极其固执；他们对大多数事情都犹豫不决，但做事又不考虑后果；他们会出现自残的倾向，并用一种自我厌恶又消极的方式看待自己。

在浏览这部分内容时，你能否确认自己属于哪一种（或哪几种）亚型呢？这就是我们在下一部分要做的事情——识别你的亚型。

## 你的边缘型人格障碍亚型

请在表 4-1 中，圈出你产生这些想法、感受，或表现出以下行为的频繁程度。请不要过度思考，凭直觉回答即可。请记住，在一种以上的亚型上得分高很常见，说明很可能有不止一种亚型符合你的情况。请不要因为这一点感到沮丧，或自我谴责。你只是在识别自己想法、感受和行为出现的频率而已。要记住，边缘型人格障碍不希望你去探索和成长，因此，如果这项测评让你产生了太多的想法、感受和回忆，先暂停下来，与心理健康专家或你信任的朋友聊聊天，等你准备好了再回到测评上来。

### 表4-1 边缘型人格障碍亚型测评

| 从未出现<br>0 | 极少出现<br>1 | 偶尔出现<br>2 | 经常出现<br>3 | | | |
|---|---|---|---|---|---|---|
| 1.我很容易在感情上依赖他人。 | | | 0 | 1 | 2 | 3 |
| 2.我会和别人打情骂俏，引起对方的注意。 | | | 0 | 1 | 2 | 3 |
| 3.别人很难确认我接下来要做什么。 | | | 0 | 1 | 2 | 3 |
| 4.我做事往往不够谨慎。 | | | 0 | 1 | 2 | 3 |
| 5.如果没有其他人的干预，我很难遵守承诺。 | | | 0 | 1 | 2 | 3 |
| 6.我喜欢寻找刺激的体验。 | | | 0 | 1 | 2 | 3 |
| 7.我非常容易被惹恼或被激怒。 | | | 0 | 1 | 2 | 3 |
| 8.我很难做决定。 | | | 0 | 1 | 2 | 3 |
| 9.我需要通过别人或别的事情来获得金钱、情感或其他<br>类型的支持。 | | | 0 | 1 | 2 | 3 |
| 10.我时常精力旺盛。 | | | 0 | 1 | 2 | 3 |
| 11.我等待其他人的时候感到很煎熬。 | | | 0 | 1 | 2 | 3 |
| 12.如果别人对我有攻击倾向，我常常是道歉的那一方。 | | | 0 | 1 | 2 | 3 |
| 13.我会隐忍怒火，直到最后爆发。 | | | 0 | 1 | 2 | 3 |
| 14.我很容易感到无聊。 | | | 0 | 1 | 2 | 3 |
| 15.哪怕有非常合理的原因，我也不会轻易改变态度或<br>观点。 | | | 0 | 1 | 2 | 3 |
| 16.我极其厌恶自己。 | | | 0 | 1 | 2 | 3 |
| 17.我有自残的倾向。 | | | 0 | 1 | 2 | 3 |
| 18.我一旦开始做一件事就很难停下来。 | | | 0 | 1 | 2 | 3 |
| 19.我往往看到事情最糟糕的一面，或笃定最糟糕的事情<br>一定会发生。 | | | 0 | 1 | 2 | 3 |
| 20.我会参与危险的活动，哪怕有可能受伤。 | | | 0 | 1 | 2 | 3 |

  ＊记住，这只是一个工具，用来确定在边缘型人格障碍频谱中，哪种亚型和你看待世界的观点和方式最匹配（有关边缘型人格障碍频谱的解释，请参见第1章）。它只是为了帮助你增加对边缘型人格障碍的了解，而并非为了诊断。

## 评分表

在表4-2的问题编号下写出你在每个问题上圈出的分值。例如，如果你在问题1上圈了3，就在问题1的方框下写3。所有问题均按照相同方式完成。然后将分值相加，算出每一种边缘型人格障碍亚型的分数。分值最高的亚型（或几种亚型）就是你的类型。

表4-2　边缘型人格障碍亚型评分

| | 1 | 5 | 9 | 13 | 17 | 总分 |
|---|---|---|---|---|---|---|
| 沮丧型 | | | | | | |
| | 2 | 6 | 10 | 14 | 18 | 总分 |
| 冲动型 | | | | | | |
| | 3 | 7 | 11 | 15 | 19 | 总分 |
| 任性型 | | | | | | |
| | 4 | 8 | 12 | 16 | 20 | 总分 |
| 自毁型 | | | | | | |

在下面圈出你的边缘型人格障碍亚型，或多种亚型：

沮丧型　冲动型　任性型　自毁型

确定了哪一种（或哪几种）亚型符合你的情况后，重新回到上面关于每个亚型的定义，在此确认其符合的程度。在知道你的亚型后，请回答下列问题，进一步探索自己的想法、感受和回忆。

确认了自己的边缘型人格障碍亚型（或多种亚型）后，你对自己以及生活有哪些想法？

———————————————————————————

———————————————————————————

确认了自己的边缘型人格障碍亚型（或多种亚型）后，你有何感受？

———————————————————————————

———————————————————————————

请尽力描述与自己的边缘型人格障碍亚型（或多种亚型）有关的回忆。

———————————————————————————

———————————————————————————

◇ **为成功奠定基础** ◇

利用下面的空间，把你从本章中学到的内容总结下来，真正掌握这些信息。

我从本章中学到的最有帮助的信息是：

1.＿＿＿＿＿＿＿＿＿＿＿＿＿＿＿＿＿＿

2.＿＿＿＿＿＿＿＿＿＿＿＿＿＿＿＿＿＿

3.＿＿＿＿＿＿＿＿＿＿＿＿＿＿＿＿＿＿

在阅读本章的过程中，我脑海中思考的是＿＿＿＿＿＿，
它能让我了解到＿＿＿＿＿＿＿＿＿＿＿＿＿＿＿＿＿＿＿

＿＿＿＿＿＿＿＿＿＿＿＿＿＿＿＿＿＿＿＿＿＿＿

现在，你已经确定了自己的边缘型人格障碍亚型（或多种亚型），下面我们将确定并探讨你的边缘型人格障碍症状，并做出预断。

# THE BORDERLINE PERSONALITY DISORDER WORKBOOK

## *05*

### 边缘型人格障碍的症状

在这一章中，我们将继续探讨与你相关的边缘型人格障碍症状，找出对你来说最为困扰的部分，同时帮助你识别克服边缘型人格障碍的可能性。这些内容有助于你进一步了解边缘型人格障碍，以及它如何影响你和你的生活，从而让你在这段自我探索的旅途上能够继续勇敢地走下去。

## 识别边缘型人格障碍症状的强烈程度

还记得我们在第 1 章讲到过的贝蒂吗？从整体上看，她的边缘型人格障碍似乎很棘手，但当我和她一起将每个症状逐一探讨后，便确定了其中给她带来最大困扰的部分。这样，她就能够专注应对这一部分问题，从而减少这些症状带来的困扰，最终学会控制它们。当笼统地看待边缘型人格障碍时，它作为一个整体似乎很可怕，但当你去关注某个特定的症状,就能很容易发现需要专注于哪些方面。通过这种方式,我们会更容易去应对边缘型人格障碍。

边缘型人格障碍的症状基本表现在情绪、想法及行为上。如表5-1所示的症状表现评级表将帮助你识别让你最为困扰的症状。填写表格时,你需要识别过去两周内每种症状的强烈程度。例如:如果你感觉自己的反应非常极端,则为它打10分;但如果觉得自己反应不大,则打2分。从0(没有反应)到10(剧烈反应),请尽你所能诚实地评估每个症状,这样才能识别出哪些症状造成的困难最多。边缘型人格障碍的症状会随着时间不断发生变化,你可以在克服边缘型人格障碍的过程中用表5-1来随时测试,并在需要时重新梳理自己的症状。

表5-1 症状表现评级

| 症 状 | 强烈程度<br>没有反应/轻微反应/适度反应/<br>强烈反应/剧烈反应 | | | | | | | | | | |
|---|---|---|---|---|---|---|---|---|---|---|---|
| 非常敏感 | 0 | 1 | 2 | 3 | 4 | 5 | 6 | 7 | 8 | 9 | 10 |
| 喜欢极其亲密的人际关系 | 0 | 1 | 2 | 3 | 4 | 5 | 6 | 7 | 8 | 9 | 10 |
| 缺乏同理心 | 0 | 1 | 2 | 3 | 4 | 5 | 6 | 7 | 8 | 9 | 10 |
| 迅速与对方发生关系 | 0 | 1 | 2 | 3 | 4 | 5 | 6 | 7 | 8 | 9 | 10 |
| 很容易被影响 | 0 | 1 | 2 | 3 | 4 | 5 | 6 | 7 | 8 | 9 | 10 |
| 讲话缺少细节 | 0 | 1 | 2 | 3 | 4 | 5 | 6 | 7 | 8 | 9 | 10 |
| 有强烈的空虚感 | 0 | 1 | 2 | 3 | 4 | 5 | 6 | 7 | 8 | 9 | 10 |
| 感到强烈的愤怒 | 0 | 1 | 2 | 3 | 4 | 5 | 6 | 7 | 8 | 9 | 10 |

续表

| | | | | | | | | | | |
|---|---|---|---|---|---|---|---|---|---|---|
| 有压力时非常多疑 | 0 | 1 | 2 | 3 | 4 | 5 | 6 | 7 | 8 | 9 | 10 |
| 觉得自己应该得到优待或特殊待遇 | 0 | 1 | 2 | 3 | 4 | 5 | 6 | 7 | 8 | 9 | 10 |
| 需要一直被欣赏 | 0 | 1 | 2 | 3 | 4 | 5 | 6 | 7 | 8 | 9 | 10 |
| 为了自身利益利用他人 | 0 | 1 | 2 | 3 | 4 | 5 | 6 | 7 | 8 | 9 | 10 |
| 容易兴奋，情绪外露 | 0 | 1 | 2 | 3 | 4 | 5 | 6 | 7 | 8 | 9 | 10 |
| 感到被遗弃 | 0 | 1 | 2 | 3 | 4 | 5 | 6 | 7 | 8 | 9 | 10 |
| 对自我身份不确定 | 0 | 1 | 2 | 3 | 4 | 5 | 6 | 7 | 8 | 9 | 10 |
| 认为只有自己最重要 | 0 | 1 | 2 | 3 | 4 | 5 | 6 | 7 | 8 | 9 | 10 |
| 对权力抱有幻想 | 0 | 1 | 2 | 3 | 4 | 5 | 6 | 7 | 8 | 9 | 10 |
| 易冲动 | 0 | 1 | 2 | 3 | 4 | 5 | 6 | 7 | 8 | 9 | 10 |
| 在压力下常感到木然 | 0 | 1 | 2 | 3 | 4 | 5 | 6 | 7 | 8 | 9 | 10 |
| 希望自己是关注的焦点 | 0 | 1 | 2 | 3 | 4 | 5 | 6 | 7 | 8 | 9 | 10 |
| 认为自己独一无二 | 0 | 1 | 2 | 3 | 4 | 5 | 6 | 7 | 8 | 9 | 10 |
| 通过外表引起他人注意 | 0 | 1 | 2 | 3 | 4 | 5 | 6 | 7 | 8 | 9 | 10 |
| 对于情绪的表达很表面化 | 0 | 1 | 2 | 3 | 4 | 5 | 6 | 7 | 8 | 9 | 10 |
| 通过不恰当的方式表现性诱惑或性挑逗 | 0 | 1 | 2 | 3 | 4 | 5 | 6 | 7 | 8 | 9 | 10 |
| 出现自残等有威胁性的行为 | 0 | 1 | 2 | 3 | 4 | 5 | 6 | 7 | 8 | 9 | 10 |

现在你已经为症状的强烈程度进行了打分，在下面表 5-2 中圈出那些 7 分及以上的选项，这些就是你的主要症状，也是对你自身和周围人影响最大的症状。

表5-2 主要症状

| 非常敏感 | 喜欢极其亲密的人际关系 | 缺乏同理心 |
|---|---|---|
| 迅速与对方发生关系 | 很容易被影响 | 讲话缺少细节 |
| 有强烈的空虚感 | 感到强烈的愤怒 | 有压力时非常多疑 |
| 觉得自己应该得到优待或特殊待遇 | 需要一直被欣赏 | 为了自身利益利用他人 |
| 容易兴奋，情绪外露 | 感到被遗弃 | 对自我身份不确定 |
| 认为只有自己最重要 | 对权力抱有幻想 | 易冲动 |
| 在压力下常感到木然 | 希望自己是关注的焦点 | 认为自己独一无二 |
| 通过外表引起他人注意 | 对于情绪的表达很表面化 | 通过不恰当的方式表现性诱惑或性挑逗 |
| 出现自残等有威胁性的行为 | | |

看一下圈出的这些基本症状，此刻你对自己和边缘型人格障碍有

何感受？

_____

你是否能够识别出引发这些主要症状的情境或回忆？

_____

你会如何避免自己利用以上信息去自我攻击，从而引发边缘型人

格障碍发作？

_____

_____

贝蒂在完成了这项评分表后，确定了自己的主要症状，如表5-3
所示。

表5-3　贝蒂的主要症状

| | | |
|---|---|---|
| 非常敏感 | 喜欢极其亲密的人际关系 | 缺乏同理心 |
| 迅速与对方发生关系 | 很容易被影响 | 讲话缺少细节 |
| 有强烈的空虚感 | 感到强烈的愤怒 | 有压力时非常多疑 |
| 觉得自己应该得到优待或特殊待遇 | 需要一直被欣赏 | 为了自身利益利用他人 |
| 容易兴奋，情绪外露 | 感到被遗弃 | 对自我身份不确定 |
| 认为只有自己最重要 | 对权力抱有幻想 | 易冲动 |
| 在压力下常感到木然 | 希望自己是关注的焦点 | 认为自己独一无二 |
| 通过外表引起他人注意 | 对于情绪的表达很表面化 | 通过不恰当的方式表现性诱惑或性挑逗 |
| 出现自残等有威胁性的行为 | | |

在确定了你的主要症状后，请回答以下问题，进一步强化对相关
想法、感受和回忆的认识。

请描述一下在对贝蒂的打分表和自己的打分表相比较之后，你有哪些感受。

_____

_____

你对于贝蒂和她的主要症状有什么想法？

_____

_____

**请尽量避免自我攻击。**你可能觉得自己一定是有全世界最多的边缘型人格障碍症状的人，有这种感受很正常。这个判断也是一种自我攻击，大多数边缘型人格障碍者都会有类似表现，但它是不准确的。记住：不要用这些症状来评判自己。相反，告诉自己这些只是边缘型人格障碍的症状而已，并提醒自己了解这些知识是为了其他的重要目的。我之所以将贝蒂的反馈列举出来，是为了让你看到，其他人也会同样选出很多症状。即使你圈出的症状比贝蒂多，也不意味着你无药可救或注定失败。在阅读这本书的过程中，你要学会对抗这些错误的信念，减少症状的发生，对自己做出准确的评估，这样才能克服边缘型人格障碍，形成灵活、健康的反应模式。

## 预断：我是会好转还是会变糟？

"预断"一词指对疾病、障碍或某种病症一类事物的发展进行预测。在这本书中，我会使用这一术语识别一个人克服边缘型人格障碍、获得成长的可能性。"一个好的预断"意味着一个人有非常高的可能性来降低症状的严重程度，或在整体上克服边缘型人格障碍，而"一个糟糕的预断"则说明一个人不太有可能减轻症状并克服病症。

你很可能在猜测自己的预断是什么。下列内容会帮助你更清晰地了解。很多人都不了解的一个事实是：有边缘型人格障碍的人往往会主动寻求治疗。研究显示，边缘型人格障碍者中有88％都会坚持治疗，因此康复的概率很高（Zanarini 等，2010 年），而你开始阅读这本书本身就是一个积极的信号。或许你同时也在接受团辅咨询或单独咨询，或两者都有。研究表明，边缘型人格障碍的症状往往会随着时间的推移而有所改善。另外一项研究也发现，50％边缘型人格障碍者的康复都表现为相关症状的缓解，并形成了更积极的认知、情绪、社交和工作等方面的能力（Battle 等，2004 年；Zanarini 等，2005 年；Zanarini 等，2016 年）。所以请一定对自己抱有信心，边缘型人格障碍并不是你一生都无法摆脱的困扰，而是一件你可以通过增加了解、使用正确方法去控制和超越的事情。

花一些时间，通过回答以下问题来思考自己的预断。

**圈出当下你认为符合自己边缘型人格障碍的预断：**

良好 糟糕

你做出这项预断的依据是什么？想一下你在本书中到目前为止学到的内容，或者回忆一下之前的人生经历。

_____

_____

#### ◇ 为成功奠定基础 ◇

利用下面的空间，把你从本章中学到的内容总结下来，真正掌握这些信息。

我从本章中学到的最有帮助的信息是：

1._____

2._____

3._____

阅读本章的过程中，我脑海中思考的是_____，

它能让我了解到_____

_____

你已经完成了这本书的第一部分！这是一个了不起的成就。这是积累知识储备、增进了解、习得技能去应对边缘型人格障碍的开始。

在第二部分中，我们将专注于改变那些影响你看待自己、自身感受以及人际交往方式的错误信念、行为和反应模式。

# THE BORDERLINE PERSONALITY DISORDER WORKBOOK

———————

## 第二部分
## 超越边缘型人格障碍，勇敢迈出第一步

# THE BORDERLINE PERSONALITY DISORDER WORKBOOK

## *06*

### 你处于改变的哪一阶段

在这一章中，我会向你介绍改变的不同阶段，以及它们和边缘型人格障碍的相关性。这里同样需要通过一项评估来确定你处于改变的哪一阶段，从而帮助你应对过程中可能出现的问题。

## 改变的阶段

从很多方面来说，每个人的改变过程都是独特的，但某种程度上也会遵循一系列普遍阶段，如萌芽期、思考期、准备期、行动期、维持期和退步期（Prochaska，DiClemente 和 Norcross，1992 年；Prochaska，Norcross 和 DiClemente，2013 年）。我们会在这一部分评估你正处于变化的哪个具体阶段，帮助你进行更加充分的准备去应对边缘型人格障碍。

当贝蒂开始思考变化的阶段时，心中产生了犹疑。她权衡了自己面前的选项：是进行评估，了解自己改变的进程，帮助自己和所爱的人，还是继续维持现在这种艰难的人际关系、就业困境，以及继续感到迷茫和空虚。贝蒂对评估有恐惧和担忧是很正常的，你也许同样能体会到这些感受。很多人想到改变的过程都会感到忐忑，所以从某种程度上来讲，你很可能更想要维持现状。贝蒂自然也是这样。边缘型人格障碍就像一个带有尖锐棱角的旧枕头：虽然不舒服，但你已经和它共处了很久，即使它伤害了你，你也会依赖这种熟悉的感觉。与其面临未知的舒适与安全，还是与熟悉的痛苦相伴让你更放心。

但实际上，超越边缘型人格障碍，形成灵活健康的反应模式，应对各种情境、人际关系和真实的压力，才是真正应该做的事情。对生活有更多掌控感，才会让你变得更加强大。这也是为什么我们需要对你目前所处的变化阶段进行识别。了解这一点才能推动你进入接下来的阶段，让你在克服边缘型人格障碍时准备更加充分。因此，贝蒂最后勇敢选择了对自己进行评估，而之后同样让她庆幸的是自己做出了这个决定。

**改变阶段评估**

在表6-1的描述中，勾选出能够反映你今天感受的表述（是或否）。答案没有绝对，只需尽力回答所有问题。

### 表6-1　改变阶段感受表述

| 改变阶段的描述 | 是 | 否 |
|---|---|---|
| 1.我在生活中有需要调整的问题。 | | |
| 2.我的生活正在发生改变。 | | |
| 3.我目前的生活没有任何问题。 | | |
| 4.我清楚自己需要更有效的资源，帮助我不再重复过去不健康的行为习惯。 | | |
| 5.我已经准备好做出改变。 | | |
| 6.我在改变的过程中需要一些帮助。 | | |
| 7.除了我自己，其他人都是带来问题的原因。 | | |
| 8.我正在努力不让自己重复过去不健康的行为习惯。 | | |
| 9.我认为现在是做出改变的正确时机。 | | |
| 10.我自身或我的生活方式没有需要改变的地方。 | | |
| 11.我希望更加了解做出改变会给生活带来哪些影响。 | | |
| 12.别人都只是口头说要改变，但我已经开始行动。 | | |
| 13.我不确定哪些事情会引发我重复过去不健康的行为习惯。 | | |
| 14.我不确定自己是否已经准备好做出改变。 | | |
| 15.为了做出改变，我正在努力克服障碍。 | | |
| 16.我已经准备好采取实际行动，做出改变。 | | |
| 17.我对自己新的健康行为习惯有充分的认知和努力的意愿，必要时我也会寻求支持。 | | |
| 18.我在做出改变这件事上曾经取得进展，但后来又陷入了过去的行为习惯。 | | |

现在请为自己打分。选"是"的答案打1分，选"否"的答案打0分。然后在下面的评分表6-2中写下每个表述的打分。例如，要确定"萌芽期"阶段的分数，你需要将问题3、7和10的分数相加。

表6-2 改变阶段评分

| | | |
|---|---|---|
| 萌芽期 | 3.＿＿＿＿＿<br>7.＿＿＿＿＿<br>10.＿＿＿＿＿ | 总分：＿＿＿＿＿ |
| 思考期 | 1.＿＿＿＿＿<br>9.＿＿＿＿＿<br>14.＿＿＿＿＿ | 总分：＿＿＿＿＿ |
| 准备期 | 5.＿＿＿＿＿<br>11.＿＿＿＿＿<br>16.＿＿＿＿＿ | 总分：＿＿＿＿＿ |
| 行动期 | 2.＿＿＿＿＿<br>12.＿＿＿＿＿<br>15.＿＿＿＿＿ | 总分：＿＿＿＿＿ |
| 维持期 | 6.＿＿＿＿＿<br>8.＿＿＿＿＿<br>17.＿＿＿＿＿ | 总分：＿＿＿＿＿ |
| 退步期 | 4.＿＿＿＿＿<br>13.＿＿＿＿＿<br>18.＿＿＿＿＿ | 总分：＿＿＿＿＿ |

你可能会发现自己在某两个阶段上的得分一样，这说明你正同时处于两个阶段或两个阶段之间，这很正常。贝蒂得分最高的是准备期。她曾做过一些尝试，但她知道，自己必须学习和锻炼新的技能才能真正克服边缘型人格障碍，所以她打开了这本书，做好了继续前行的准备。经过努力，她已经准备好进入行动期。现在，你已经知道了自己所处的阶段，下面让我们看一下每个阶段的具体内容。

**萌芽期**

在这一阶段，你还未意识到自己需要做出改变。因为你暂时还没认识到有问题存在，然而家人、朋友、同事可能已经开始觉得事情不太对劲。所以，在这一阶段你可能会因为他们带来的压力而去寻求帮助。

如果在这一阶段的评分最高，你对变化有什么想法和感受？

_____

_____

在思考变化时，对哪些事情感到不太确定？

_____

_____

怎样才会让你开始考虑解决问题、做出改变呢？

_____

_____

**思考期**

在这一阶段，你已经意识到了问题的存在，但仍然不确定自己是否想做出改变，或改变过程中会发生什么。你可能会权衡眼前的选择：是维持现状，还是投入精力做出改变？但拿起这本书就说明你已经选择了后者，也想了解改变过程中会发生什么。

如果你在这一阶段的评分最高，是什么阻碍了你做出改变？

_____

_____

你认为在边缘型人格障碍带来的问题上维持现状是否对自己有益？益处有哪些？

_____

_____

如果你改变自己的消极信念、行为和反应模式，可能会有什么收获？

_____

_____

**准备期**

在这一阶段，你开始尝试做出一些改变。你已经下定了决心，想要改善自己的边缘型人格障碍症状，解决它带来的问题。这也许也是你阅读本书的原因。你可能已经制订好了一个计划或时间表，要把这本书中的练习、技巧和工作表纳入日程安排。

如果你在这一阶段得分最高，你希望解决和克服边缘型人格障碍的哪些方面？

_____

_____

在开始这一进程时，你可以向哪些人进行咨询、寻求社交支持？

_____

_____

在你做准备时，可能会遇到哪些阻碍，你又如何尽量减少这些阻碍带来的干扰？

_____

_____

## 行动期

在这一阶段，你已经充分准备好去调整、控制和克服边缘型人格障碍带来的消极信念、行为和反应模式。你会反复阅读这本书，将学到的技巧融入自我认知、人际交往以及各种情境当中，并且愿意投入时间和精力去做出改变、获得成长。在改变的过程中，有时你可能会因为过去残留的消极信念、行为和反应模式感到挫败。请记住：这些都是正常的反应，你只需要在攻克边缘型人格障碍的进程中坚定信心、继续努力。

如果你在这一阶段评分最高，你想要最先改变边缘型人格障碍的哪些问题？

_____

_____

你将如何让自己克服成长中的障碍？

_____

_____

你将如何提醒自己灵活和健康的变化能够带来长远的好处？

_____

_____

### 维持期

在这一阶段，在形成灵活健康的反应模式、行为、想法和增加自控力的技巧上，你已经取得了一些成果，也正在努力养成灵活、健康的生活方式。

如果你在这一阶段评分最高，你将如何提醒自己关注已经取得的进步和成就？

_____

_____

_____

_____

你在生活中应该维持哪些人际关系，来帮助你继续保持现在灵活、健康的生活方式？

_____

_____

你如何阻止自己重复过去的想法、行为和反应模式？

_____

_____


### 退步期

重复旧习惯是很正常的现象。在应对重大扳机事件（毒品、酒精和艰难的人际关系等）或遇到新的阻碍时就有可能发生这种情况。不一定每个人都会进入退步期，但它的确也属于改变的一个阶段，因为人们的改变过程各不相同，而且生活中也会发生各种各样的情境。在退步期，最重要的一点是要记住：

**退步也许是改变的一部分，但重新开始同样也是。**

一项研究发现，在退步的人群中，15％的人回到了萌芽期，但有多达85％的人回到了思考期（Prochaska，Norcross 和 DiClemente，2013 年）。这意味着大多数人如果陷入过去的消极信念、行为和反应模式，会重新开始考虑改变，并且重新开始改变的过程。如果你在克服边缘型人格障碍的进程中也出现了退步的情况，请一定要相信：这是很正常的。你最终会回到改变的正轨上，采取不同的方式，迎来更好的结果。

如果你在这一阶段的评分最高，有哪些扳机事件和阻碍因素引起了你的退步？

_____

_____

是什么原因帮助了你控制扳机事件、克服阻碍？

_____

_____

是否有一些箴言、引述或谚语激励你做出改变？如果有，请把它们记录在手机里、贴在冰箱上，或放在任何你能经常看到的地方。

_____

_____

改变的各个阶段和经历的过程是动态变化的。改变不会静止不动，而是如同流动的河水。你的成长同样也是流动的，在阅读这本书的过程中，你可以在任何时候重新回到之前的评估，去识别自己所处的变化阶段。

## ◇ 巩固成长步骤 ◇

利用下面的空间，把你从本章中学到的内容总结下来，真正掌握这些信息。

我从本章中学到的最有帮助的信息是：

1.＿＿＿＿＿＿＿＿＿＿＿＿＿＿＿＿＿＿＿＿＿＿＿

2.＿＿＿＿＿＿＿＿＿＿＿＿＿＿＿＿＿＿＿＿＿＿＿

3.＿＿＿＿＿＿＿＿＿＿＿＿＿＿＿＿＿＿＿＿＿＿＿

我希望练习的技巧是：

1.＿＿＿＿＿＿＿＿＿＿＿＿＿＿＿＿＿＿＿＿＿＿＿

2.＿＿＿＿＿＿＿＿＿＿＿＿＿＿＿＿＿＿＿＿＿＿＿

3.＿＿＿＿＿＿＿＿＿＿＿＿＿＿＿＿＿＿＿＿＿＿＿

在阅读本章的过程中，我脑海中思考的是＿＿＿＿＿＿＿＿，它能让我了解到＿＿＿＿＿＿＿＿＿＿＿＿＿＿＿＿＿＿＿＿＿＿＿＿＿＿＿＿＿＿＿＿＿＿＿＿＿＿＿＿＿＿＿＿＿

接下来，我们会继续探讨那些让你的边缘型人格障碍持续存在的消极信念、行为及好处。

THE BORDERLINE PERSONALITY
DISORDER WORKBOOK

## *07*

让你止步不前的信念、行为和好处

本章内容将帮助你识别驱动行为背后的信念，以及信念和行为这两种因素如何共同造成了消极的反应模式。此外，我们也会研究有哪些眼前的好处刺激并固化了你的消极反应模式。人们为了得到这些短期好处做出相应的消极行为，但却需要因此付出更加长远的代价。在应对边缘型人格障碍的过程中，了解消极反应模式、明白如何去控制，对于提升能力和获得成长十分重要，它能够让你在得到短期好处的同时，有更大的可能性获得长期收益。

## 从信念到好处

如果我们在过去的消极信念、行为和反应模式中没有感受过任何好处，例如感到安全、被倾听、被理解、被爱、被欣赏和被尊重等，它们也就不会存在。但这并不意味着这些信念、行为和反应模式是积极、健康或恰当的。

托尼希望母亲爱他、珍惜他、认可他。他尝试了无数种做法，例如在学校努力取得好成绩、参加体育运动、试图在自己的品质上或表现上寻找一些母亲会注意到的地方，但没有任何效果。他也尝试过从帕姆身上得到这种感情，但他对感情过于强烈的需求和极低的自我价值感却给这段关系带来了很多问题。他的一些行为导致了帕姆离他而去，说他太"黏人"，他非常绝望，想方设法想要维持这段关系。然而，这么做带来的结果却与他内心的渴望和真正的需求背道而驰。

正是托尼的信念让他产生了一系列行为，并想通过这些行为让自己感到被看见、被倾听和被爱。他的行为已经成为一种自动反应，让他觉得自己无法控制生活中发生的事情。例如，和帕姆的关系刚结束不久，托尼就遇到了梅格，同样的循环又开始重现。在与梅格相处的过程中，他也仍然秉持着过去的消极信念，采取了同样的消极行为。而这些消极反应模式自然也同样来自于过去他与母亲的关系。尽管在这种模式当中，托尼常常以感情关系破裂收场，但他确实得到了一些短暂的好处。帕姆和梅格都让他有了一种被看见、被倾听和被爱的感受，她们都给了他身体上的爱抚和语言上的认可（例如"我也想你""我认为你也很特别"）——直到最终她们先结束了这段关系。

为了改变自己的消极反应模式，托尼需要不断回顾过去：是哪些信念促使他产生这些行为、共同塑造了这种模式，而他又从中获得了哪些暂时的满足，才导致这个循环不断持续下去。你或许也有自己的反应模式，所以下面让我们来共同找到它。我们需要从揭示你的信念开始。

# 信念

　　信念是我们认为正确的想法或原则，它是在我们的经验、想法、感受和回忆的基础上日积月累逐渐形成的。你可能认为法拉利跑车跑得非常快，或者所有人都不值得相信，产生这种想法也许是因为你在某次比赛中看到过一辆法拉利的车，或者生活中有人曾背叛你的信任。信念存在于我们生活的方方面面，包括你如何看待自己、他人，过去、现在和未来，而这些信念与边缘型人格障碍息息相关。要改变边缘型人格障碍，就要去探索是什么影响了你看待和解读生活的方式，而信念正是其中重要的组成部分。为了帮助你获得对信念的认知，请完成以下提示点。请不要回避或评估你的答案，写下自己的真实想法即可。

　　我认为自己……＿＿＿＿＿＿＿＿＿＿＿＿＿＿＿＿＿＿＿＿

＿＿＿＿＿＿＿＿＿＿＿＿＿＿＿＿＿＿＿＿＿＿＿＿＿＿＿＿＿＿

　　我认为其他人……＿＿＿＿＿＿＿＿＿＿＿＿＿＿＿＿＿＿＿

＿＿＿＿＿＿＿＿＿＿＿＿＿＿＿＿＿＿＿＿＿＿＿＿＿＿＿＿＿＿

　　我认为自己过去……＿＿＿＿＿＿＿＿＿＿＿＿＿＿＿＿＿＿

＿＿＿＿＿＿＿＿＿＿＿＿＿＿＿＿＿＿＿＿＿＿＿＿＿＿＿＿＿＿

　　我认为自己当前……＿＿＿＿＿＿＿＿＿＿＿＿＿＿＿＿＿＿

＿＿＿＿＿＿＿＿＿＿＿＿＿＿＿＿＿＿＿＿＿＿＿＿＿＿＿＿＿＿

　　我认为自己以后……＿＿＿＿＿＿＿＿＿＿＿＿＿＿＿＿＿＿

描述信念会帮助你理解自己如何看待世界和自我。请记住：你的边缘型人格障碍不希望你这么做，它希望你保持现状。消极信念会让你感到困惑和不安，从而陷入消极反应模式中，这些反应模式又会反过来进一步固化边缘型人格障碍。但现在你已经走出了第一步，即识别消极信念，所以现在让我们再继续向前走一小步，对行为和反应模式进行探索。

## 行为

行为是我们在信念驱使下参与的活动，而边缘型人格障碍中的信念往往会带来反复出现的不健康行为。请花一些时间，辨别有哪些行为是你对自己、他人，过去、现在或未来信念的反应，这些信念已在前面的练习中做了列举。你可以随时对每个信念及其对行为的影响进行探索。练习越多，认知就会越清晰。

我认为自己＿＿＿＿＿＿＿＿＿＿＿＿＿＿＿＿＿＿＿＿＿＿，
这一点让我（尽可能详细地写下你的行为）＿＿＿＿＿＿＿＿＿
＿＿＿＿＿＿＿＿＿＿＿＿＿＿＿＿＿＿＿＿＿＿＿＿＿＿＿＿

我认为其他人＿＿＿＿＿＿＿＿＿＿＿＿＿＿＿＿＿＿＿＿＿＿，

这一点让我（尽可能详细地写下你的行为）_____

_____

    我认为自己过去_____，

这一点让我（尽可能详细地写下你的行为）_____

_____

    我认为自己当前_____，

这一点让我（尽可能详细地写下你的行为）_____

_____

    我认为自己以后_____，

这一点让我（尽可能详细地写下你的行为）_____

_____

    这项练习能够揭示你的信念对行为产生的影响。而当不健康的信念和行为相结合，就会产生消极反应模式。这些反应模式会带来一系列问题，给你自己和周围的人造成伤害。

## 消极反应模式

    反应模式是一系列行为的组合，随着时间推移，它们会成为你对信念、他人和不同情境默认的自动化反应。当你积累了一定的经验、想法、感受或回忆，就会产生信念，从而引发行为，反应模式就是这样形成的。由于它们往往是自动化反应，你很可能无法意识到自己已经进入了某种反应模式，直到一些短期后果和长期后果陆续显现。每次陷入消极反应模式时，如果都去重新识别背后的信念和行为，就会变得非常麻烦和困难，所以在下面的练习中，你可以通过为自己的反应模式命名迅速对它进行识别。

　　在练习之前，让我们先看一下托尼的一种反应模式背后有哪些信念和行为（见图7-1）。托尼识别出他的信念是"我不够重要，不值得被爱"，这种信念让他不停地给帕姆打电话或做出其他行为，来验证帕姆是否还在乎他。他将自己的反应模式命名为"证明我有多爱你，你才会来爱我"。

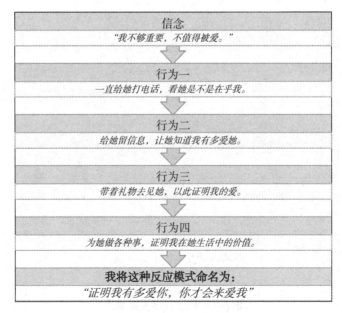

图7-1　托尼的消极反应模式

为了掌控和改变这种反应模式，托尼需要真正认识到自己的想法和做法。现在，请你来识别自己的反应模式是如何形成的。在这本书中，我们只会对一种反应模式进行判断，但大多数人每天都会进入多种反应模式。所以你能识别出越多的反应模式，就越能认识到自己的边缘型人格障碍背后有哪些影响因素。你可以通过填写图 7-2 确认自己的消极反应模式，识别更多类型。我也鼓励你能这么做。花一些时间，把自己的反应模式碎片组合起来。不必太过在意命名是什么。名字只是为你自己服务，所以你可以随心所欲地选择。因为命名本来就是非常个人化的行为。

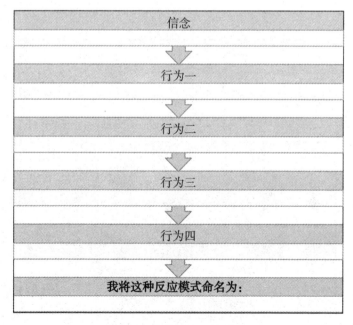

图7-2　你的消极反应模式

我们都会通过自身的反应模式去获得好处。有些反应模式是合理的、健康的，而有些则是不利的、有害的，这也决定了我们能从中收获哪种类型的好处。边缘型人格障碍者会形成自动化的有害模式，让自身症状更加根深蒂固。人们沉迷于获取短期的好处，从而止步不前。为了获得成长，超越边缘型人格障碍，你需要识别自己难以舍弃的消极反应模式会带来哪些短期好处。

## 好处

你可能并不情愿去识别消极反应模式带来的好处，因为你怕失去它们。但如果希望能超越现状，用更加合理、健康的方式去获得长远的益处，那这么做就非常重要。

经过识别，托尼认为"证明我有多爱你，你才会来爱我"的反应模式会带来 3 点好处（见图 7-3）。这些短期好处显而易见，却会带来更为深远的不利后果——也就是疏远那些他真正在乎的人。这个循环不会自行停止，只会一直让他感到空虚、孤独、没有价值、不被重视。

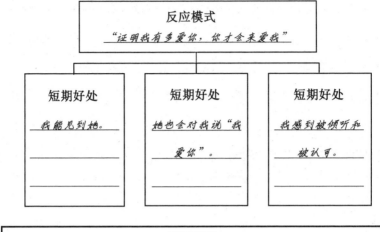

图7-3 托尼消极反应模式的短期好处与长远后果

　　了解了托尼的反应模式带来的短期好处和长远后果，下面请你识别自己的反应模式会带来哪些影响。请对自己保持坦诚，记住：我们的目的是不再让你重复过去的消极信念、行为和反应模式。在图 7-4 中写下自己的反应模式及其短期好处与长远后果。

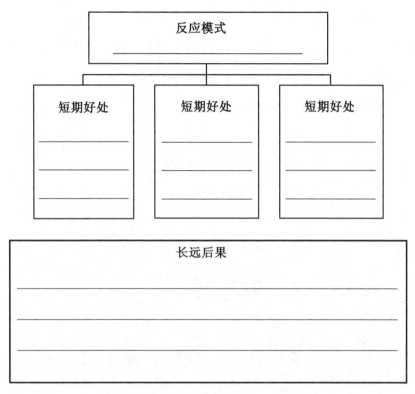

图7-4 反应模式的短期好处与长远后果

现在，你已经了解了信念、行为、消极反应模式以及它们带来的好处之间如何互相影响，那么你清楚为什么自己的消极反应模式难以被动摇吗？你认识到你可能承担的长期后果了吗？当下一次你发现自己想去获得这些好处时，请暂停一下，通过本章讨论的过程往回倒推：根据对反应模式的命名，接纳当下的状态（在已经命名的基础上），然后去探索自己的行为，看看它背后的信念是什么。然后问问自己，是否有另一种方式可以获得这些好处。

如果感觉这个问题很难回答，请不要因此而沮丧。你并不孤独，这本书也会帮助你用灵活、健康的方式去克服边缘型人格障碍。识别症状背后的信念、行为、消极反应模式，以及短期好处和长远后果，正是整个过程中的重要一步。

◇ **巩固成长步骤** ◇

利用下面的空间，把你从本章中学到的内容总结下来，真正掌握这些信息。

我从本章中学到的最有帮助的信息是：

1._____

2._____

3._____

我希望练习的技巧是：

1._____

2._____

3._____

在阅读本章的过程中，我脑海中思考的是_____，

它能让我了解到＿＿＿＿＿＿＿＿＿＿＿＿＿＿
＿＿＿＿＿＿＿＿＿＿＿＿＿＿＿＿＿＿＿＿

　　在下一章中，我们将要探索对自身行为和信念影响最大的扳机事件，即内在和外在的刺激因素，同时学习如何去管理并减少它们对你的影响。

# THE BORDERLINE PERSONALITY
# DISORDER WORKBOOK

## *08*

## 八类扳机事件

在这一章中，我们会探讨八类扳机事件，并识别哪一种类型对你的影响最大。同时，我们也会对你自身的扳机事件和应对技巧进行探讨。

## 什么是扳机事件？

扳机事件是指触发了人们内心或外在反应的人物、场景、事件、感受、想法或记忆。扳机事件会引发强烈的情绪反应，驱使我们立刻进入默认的反应模式。这些事件由过去的经历构成，可能与我们5种感官（包括视觉、嗅觉、味觉、触觉和听觉）中的任何一个相关。扳机事件对于边缘型人格障碍者的影响尤其明显，他们往往不由自主地采用消极信念、行为和反应模式去回应扳机事件，以此缓和强烈的情绪，获得短暂的好处。（我们已在前一章里探讨过相关话题。）扳机事件如果不被正视和管理，就会触发一系列连锁反应。

让我们来看一下贝蒂的扳机事件，然后对它们进行更具体的描述，即感到孤独和被抛弃。当贝蒂的情绪被触发，就会做出自残行为，比如割伤自己或寻求混乱的性关系。她在做出这些行为之前从不思考，因为她觉得必须马上回应这些事件，减少自己的压力、焦虑、恐惧、愤怒、寂寞和空虚，否则这些感受就不会消失。

这听起来是否很耳熟呢？当你的情绪被触发，可能也会有必须马上回应的冲动，用任何能想到的办法减少痛苦，让自己不要被情绪淹没。好在人们具备了解扳机事件的能力和方法，因而可以在了解的基础上改变自己的应对方式，让自己更加灵活变通。识别扳机事件也能够帮助我们了解它的具体类型都有哪些。

扳机事件无处不在，影响着我们的内在反应（面对自我）和外在反应（面对他人）。它们普遍被分为 8 种类型。例如，我们在第 7 章中探讨过，某些信念属于"想法和回忆"类型的扳机事件。请在表 8–1 中勾选出你认为符合自己状况的扳机事件。

表8–1　识别扳机事件

| 扳机事件 | 非扳机事件 | 扳机事件类型 | 定义 |
| --- | --- | --- | --- |
| | | 情绪状态 | 情绪，包括抑郁、焦虑、愤怒、恐惧，或羞愧 |
| | | 身体状态 | 身体感受，例如烦躁、无聊、疲倦、饥饿 |

续表

| 扳机事件 | 非扳机事件 | 扳机事件类型 | 定义 |
|---|---|---|---|
| | | 他人的存在 | 生活中对你产生积极或消极影响的人 |
| | | 可得性 | 采取自我伤害行为的方式，例如吸毒、酗酒、用剃须刀割伤自己等 |
| | | 现实场景 | 不同地点，例如家中、单位、学校或聚会 |
| | | 社会压力 | 周围的人或朋友参与吸毒、自残，或怂恿你做类似的事情等 |
| | | 其他活动 | 你不得不做的事情，例如帮别人跑腿、锻炼身体、完成工作或学校的任务 |
| | | 想法和回忆 | 包括过去的经历、个人信念、回忆、灾难性想法、主观揣测、"应该或必须"的思维，以及非黑即白的思维等 |

## 探索自身的扳机事件类型

对影响自身的扳机事件做出识别后，让我们继续探讨这一话题。在回答下列问题时，请对扳机事件带来的想法、感受和回忆保持觉察。尽量不要对自己有所保留，坦诚回答即可。如果你感到即将被情绪淹没，请暂停一下，找一个积极乐观的朋友或心理健康专家聊一聊，等你准备好了，再重新回到练习上来。

你的扳机事件起因或根源是什么？

_____

_____

有哪些人物、场景或事件符合你的扳机事件类型？

_____

_____

你为什么认为某种或多种扳机事件类型对你并无影响？

_____

_____

当你的情绪被触发，一般会采取何种行动？

_____

_____

请列举两三项在情绪触发时你可以采取的做法，而不是直接进入默认或瞬间的反应模式。

_____

_____

很多边缘型人格障碍者往往会拒绝探索自己的扳机事件，结果导致自身症状愈加严重。而当你通过练习了解了自己的扳机事件，也就同时削弱了边缘型人格障碍带来的影响，进而获得了成长的力量。现在让我们学习如何管理自己的扳机事件。

## 管理自身的扳机事件

论你的扳机事件属于内在事件、外在事件，还是二者结合，你都可以掌控它。本章的第一部分旨在帮助你了解对自身影响最大的扳机事件类型，进而加深对自我和自身生活的了解。请在图 8-1 中圈出你对内在扳机事件及外在扳机事件的掌控程度，然后回答下列问题。

| 0 | 1 | 2 | 3 | 4 | 5 |
|---|---|---|---|---|---|
| 没有掌控 | 极少掌控 | 较少掌控 | 部分掌控 | 高度掌控 | 完全掌控 |

**图8-1　扳机事件掌控轴**

在选择答案时，你是否考虑了自身、他人及周围环境的情况？

_____

_____

哪些方面阻碍了你对自己的扳机事件有进一步掌控？

_____

_____

哪些方面会增加你对自己的扳机事件的进一步掌控？

_____

_____

掌控扳机事件是超越边缘型人格障碍的重要组成部分。下面列出了一些有效、健康的应对技巧，能够帮助你更自如地管理应对扳机事件的方式。

## 正念

正念这一技巧能够帮助你以清醒的态度对当下的身体感觉、想法和情绪保持觉察。在情绪被触发时，我们可以通过正念减少冲动之下做出的反应。正念练习的第一步，是找一个对你有价值的物品。它可以是一块表面光滑或粗糙的石头，一个毛绒玩具，一支特别的钢笔、铅笔或蜡笔，一个手指陀螺——任何你想练习的对象都可以。准备好这个物品之后，请遵循以下步骤：

1. 拿起物品。

2. 感受它。它的表面是粗糙的、光滑的、柔软的，还是其他质地的？

3. 将你的注意力完全集中到这个物品本身。允许词语、想法和感受停留在你的脑海中，想象它们被拴在一个热气球上，飘在空中。

4. 就这样保持一小会，而不对你脑海中的词语、想法和情绪做出反应。

5. 选择一个扳机事件，然后专注在随之出现的词语、想法、情绪上。

6. 然后假设一种积极、有效和令人振奋的反应，而不是你以往的默认反应。

7. 让自己沉浸到这种反应的头脑情境当中。

## "释放"清单

"释放"清单是一个非常有效的技术，能够让你以一种积极、温和的方式将扳机事件中的力量释放出去。在清单中，你需要写出在触发状态下思考和感受到的所有事物。将消极反应模式中的能量释放后，你就能够更理智地去应对扳机事件。你可以将清单保存在手机或电脑中，或者是一个即使在情绪被触发时也能注意到的地方。

1. 找一个相对私密或远离他人的地方（例如车里或另一个房间）。

2. 打开手机或电脑中的记录软件，或者用一张纸，开始写自己的"释放"清单。

3. 写下或口述任何你能想到的、和扳机事件有关联的事物。

4. 不要反复编辑清单，也不用理会任何拼写、语法或时态上的错误。尽情释放吧！

5. 把所有事情都写在清单上。让所有感受到的词语、想法和情绪自由来去。

6. 不要终止练习，直到你穷尽了由扳机事件联想到的所有词语，以及产生的想法和情绪。

7. 然后假设另一种积极、有效和令人振奋的反应，而不是你以往的默认反应。

8. 让自己沉浸到这种反应的头脑情境当中。

超越边缘型人格障碍的关键，是规律地练习这些技术。这就好比一个足球队。队员们为了掌握技术，往往需要辛苦训练一周，才能为周日的一场比赛做好充分准备。因此，只有通过不断练习真正掌握了一项技术，在需要时才能做到运用自如。为了超越边缘型人格障碍，你也同样需要这么做。扳机事件的形成需要通过反复暴露在同样的情境中、接触同样的人，从而产生一种强迫性的反应模式；同理，你也需要让自己不断暴露在全新的健康技术中，才能真正掌握它们。只有规律地进行练习，你才能够在自己最需要、也是真正重要的时刻熟练运用这些技巧。

---

### ◇ 巩固成长步骤 ◇

利用下面的空间，把你从本章中学到的内容总结下来，真正掌握这些信息。

我从本章中学到的最有帮助的信息是：

1._____

2._____

3._____

我希望练习的技巧是：

1._____

2._____

3._____

在阅读本章的过程中，我脑海中思考的是 _____，
它能让我了解到_____

_____

在下一章中，我们将要探讨对于边缘型人格障碍者来说尤其
重要的扳机事件，即积极和消极的人际关系。

# THE BORDERLINE PERSONALITY DISORDER WORKBOOK

## *09*

## 辨别积极关系和消极关系

我们无法操纵和控制人际关系。尽管人际关系不可或缺，但有时我们却很难在积极和消极的人际关系之间分辨清楚。你又是如何看待生活中不同的人际关系呢？你会将人际关系明确界定为积极或消极吗？其实大多数人都能认识到一段关系的好坏，但也仅限于此。很多人会选择留在消极的人际关系中，而忽视身边积极的人际关系，或不能完全投入积极的人际关系中。

在这一章中，我们将要判断你与身边最亲近的人之间是积极关系还是消极关系，以及产生这种关系的原因是什么。此外，我们也会对人际关系中的灰色地带进行探讨，确定你应该属于人际关系范畴内的什么位置。审视人际关系，并判断它们是否成为你困在消极情绪、信念以及边缘型人格障碍中的原因，其实并不容易。但具备识别生活中积极关系和消极关系的能力，对于克服边缘型人格障碍却是至关重要的。

## 探索人际关系

在这一练习中，我们将对你的消极关系和积极关系进行探讨，识别你与每个人的亲密程度、他们对你的影响，以及你自我感觉与对方的熟悉程度。请尽量避免将一个人同时归类于消极、不健康的人际关系和积极、健康的人际关系中。你需要确认某个具体对象到底属于哪一类别，才能更清晰地了解他们对你生活的影响。如果你很难做出决断，问问自己：多数时候会把这个人放在哪一类别当中？他们更常给你带来消极影响还是积极影响？

首先，让我们用"我生活中的人"（见图9-1）记录确定你与某些人的亲密程度。第一层的人和你非常熟悉，很了解你，你们之间也有很多共同经历。例如，你可以在第一层中写下你的孩子、父母、监护人、家人或爱人。这些人都以某种非常亲近的方式与你形成连接，例如性关系、家庭关系或长期的朋友关系。托尼在第一层中写下了梅格（他目前的女友），他感觉两人之间非常亲密。

第二层需要写下与你共事的人、经常相处的朋友，以及对你和你的生活有直接影响的人。在这一层中托尼写了自己的棒球教练。他们经常见面，而且他认为可以和教练聊一些很个人的事情。

在第三层，你可以写与你定期打照面、偶尔进行交谈的人，但是你们之间不会谈及个人生活和感情方面的细节。你通常不会与这一层的人有长时间的相处。托尼在这一层写了棒球队的朋友约翰，他们只有在训练和比赛时才会见面。

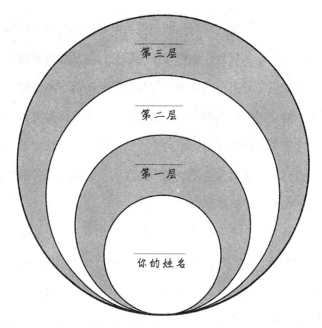

**图9-1　我生活中的人**

　　现在，首先让我们识别消极、不健康的人际关系（见图9-2）。你可以考虑"我生活中的人"（见图9-1）中的书写对象，也可以写其他的人。在这个表格中，我们仍然将亲密程度分为三个层次，但你需要在这里辨别哪些对象会迫使你做出让自己悔恨和自责的行为。这些人往往会让你产生憎恨、愤怒、狂躁等情绪，导致你做出一些对自己没有任何好处的举动。托尼在第一层写下了自己的母亲，毫无疑问，她对自己的生活产生了巨大的消极影响。然后他在第二层写下了帕姆，因为他认为帕姆并不爱他，也没有试着理解过他。最后，他在第三层写下了工作上的直系领导——史蒂文斯女士。她经常举止粗鲁、刻薄，时常让托尼感到抓狂、难过和挫败。

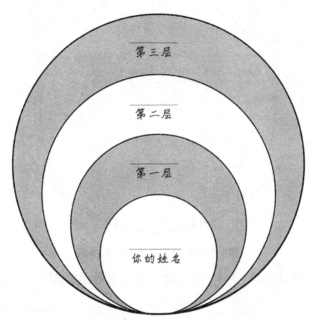

**图9-2　消极、不健康的人际关系**

接下来，让我们继续识别健康、积极的人际关系（见图9-3）。你可以在图9-3中填写那些让你感到鼓舞、自豪和自我肯定的人。这些人会鼓励你做对自己有益的事情，帮助你实现自我目标。汤姆在第一层写下了梅格，因为他与梅格当时正在热恋中，感情非常好。在第二层，他写下了自己的棒球教练，因为教练经常激励他不断取得进步。最后在第三层，他写下了一个很有趣的同事马克，他们经常在一起吐槽史蒂文斯女士有多可怕。

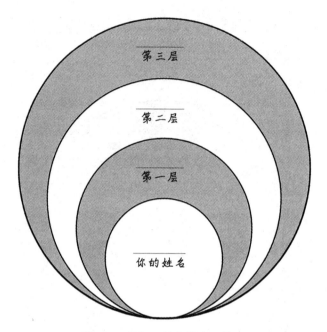

**图9-3 积极、健康的人际关系**

做这项练习时，你是否感到有些对象更难确定具体类别呢？对边缘型人格障碍者来说，这种情况尤其正常，而进行识别的重要性也正体现在这里。下面，让我们继续探索影响人际关系积极或消极的具体因素都有哪些。

## 人际关系因素

当我们判断自己的人际关系是积极还是消极时，首先需要确定我们得出这种结论的原因是什么。问问自己，这段人际关系为什么是积

极的或消极的？通常你得出的结论中会包含以下要素：人际关系因素、
与你和某个对象有关的特定问题和情境，以及你们之间形成的连结。
浏览表9-1的人际关系因素，并结合之前的练习，思考哪些因素造成
了消极和不健康的关系、或者积极和健康的关系。

### 表9-1 人际关系因素

| 积极人际关系因素 | 消极人际关系因素 |
| --- | --- |
| 1.我们非常了解对方。 | 1.我几乎不了解他。 |
| 2.我们可以互相开对方的玩笑。 | 2.我们之间的关系常常很严峻和紧张。 |
| 3.我尊重他的想法。 | 3.他会对我直呼其名。 |
| 4.他尊重我的想法。 | 4.她会在其他人面前和私下里贬低我。 |
| 5.我们意见不同时，会尊重对方的想法。 | 5.我痛恨他。 |
| 6.我们不在一起时，我也会产生和他相关的愉快回忆和想法。 | 6.我幻想过他死去或受伤。 |
| 7.我信任他。 | 7.我失败或遭遇困境似乎让他很满意。 |
| 8.我相信他从内心深处是为了我好。 | 8.他对我的消极评价多过积极评价。 |
| 9.当我顺利时，他会真心为我骄傲和开心。 | 9.我很喜欢在他痛苦或脆弱时打击他。 |
| 10.我们会谈论更多积极的事情而不是消极的事情。 | 10.我认为他很愚蠢。 |
| 11.我们了解彼此的梦想和愿望。 | 11.和他一起时我在生理上感到不安。 |
| 12.我不介意在他面前表现出自己的脆弱。 | 12.和他一起时我在情绪上感到不安。 |
| 13.我能够和他表达自己的真实感受。 | 13.我在他面前隐藏自己的真正情绪。 |
| 14.我们争论时不会大声直呼其名。 | 14.我们争吵时，为了伤害对方会互相指名道姓。 |
| 15.我鼓励她追求梦想、取得成就。 | 15.我殴打过他。 |

续表

| 积极人际关系因素 | 消极人际关系因素 |
| --- | --- |
| 16.我不会向他翻白眼、不咒骂对方，也不直呼其名。 | 16.他殴打过我。 |
| 17.我们在压力大的情况下也可以很好地互相配合。 | 17.他曾经让我难堪。 |
| 18.我们会在有压力时彼此陪伴。 | 18.我们有压力时事情会变得更糟。 |
| 19.我了解她的积极品质。 | 19.我把他当作自己消极情绪的宣泄口。 |
| 20.如果我们有了孩子，我能够说出在他们身上看到，或希望他们拥有的一些积极品质。 | 20.他把我当作自己消极情绪的宣泄口。 |
| 21.他让我对自己充满信心。 | 21.他的消极品质多过积极品质。 |
| 22.我们在一起时很快乐。 | 22.我和他在一起时感到更加不安。 |
| 23.我们在一起时他常常充满活力，体贴周到。 | 我们亲热时，我只想赶快结束。23. |
| 24.他能够在我面前表现自己的脆弱。 | 24.我痛恨他。 |
| 25.我能感受到他对我的欣赏。 | 25.我能感受到他痛恨我。 |
| 26.我能感受到他对我的崇拜。 | 26.我不信任他。 |
| 27.我感到我们能够同心协力。 | 27.他从我这里偷过东西。 |
| 28.她对于我的过去充满同情和理解。 | 28.他给我的生活带来了更多问题。 |
| 29.我相信他能够克服困难和问题。 | 29.我感到我们的人生有截然不同的目标。 |
| 30.我相信他愿意帮助我变得更好、获得成就。 | 30.我丝毫不享受和他在一起的时刻。 |
| 31.我享受和他在一起的时刻。 | 31.我认为他是个失败者。 |
| 32.我相信他享受和我在一起的时刻。 | 32.他对我几乎没有任何同情或关怀。 |
| 33.我知道什么会让他感到快乐。 | 33.我情愿和别人待在一起。 |
| 34.她知道什么会让我感到快乐。 | 34.我感到自己被迫与他待在一起。 |
| 35.我希望他快乐。 | 35.我不在乎她是否快乐。 |

续表

| 积极人际关系因素 | 消极人际关系因素 |
|---|---|
| 36.我感到崩溃时，她是我最重要的支持。 | 36.我没有从她那里感到任何支持或鼓励。 |
| 37.我能感受到他对我的关注。 | 37.他对我极少关注。 |
| 38.我相信自己对于她很重要。 | 38.我感到自己被她虐待。 |
| 39.我们亲热时，我能感到自己和他紧密相连。 | 39.我只希望他走远一点。 |
| 40.我能够看到我们之间有很好的未来。 | 40.我看不到我们之间会有好的未来。 |

现在，你需要辨别以上的哪些因素对你的人际关系产生了影响。请在下列练习中写下你身边的某个人际关系对象，然后识别是哪些因素决定了这段关系是积极关系或消极关系（见表9-2）。在这一练习中，你需要同时从积极和消极两个角度去考虑，明确这段关系中健康和不健康的方面都有哪些。不健康的人际关系通常会触发消极的信念、行为和反应模式，让你的边缘型人格障碍更加顽固，而健康的人际关系则会带来完全相反的结果。

## 表9-2 我的人际关系中的积极因素和消极因素

姓名：＿＿＿＿＿＿

| 积极关系因素 | 消极关系因素 |
| --- | --- |
| 1.＿＿＿＿＿＿＿＿＿＿＿＿ | 1.＿＿＿＿＿＿＿＿＿＿＿＿ |
| 2.＿＿＿＿＿＿＿＿＿＿＿＿ | 2.＿＿＿＿＿＿＿＿＿＿＿＿ |
| 3.＿＿＿＿＿＿＿＿＿＿＿＿ | 3.＿＿＿＿＿＿＿＿＿＿＿＿ |
| 4.＿＿＿＿＿＿＿＿＿＿＿＿ | 4.＿＿＿＿＿＿＿＿＿＿＿＿ |
| 5.＿＿＿＿＿＿＿＿＿＿＿＿ | 5.＿＿＿＿＿＿＿＿＿＿＿＿ |
| 6.＿＿＿＿＿＿＿＿＿＿＿＿ | 6.＿＿＿＿＿＿＿＿＿＿＿＿ |

姓名：＿＿＿＿＿＿

| 积极关系因素 | 消极关系因素 |
| --- | --- |
| 1.＿＿＿＿＿＿＿＿＿＿＿＿ | 1.＿＿＿＿＿＿＿＿＿＿＿＿ |
| 2.＿＿＿＿＿＿＿＿＿＿＿＿ | 2.＿＿＿＿＿＿＿＿＿＿＿＿ |
| 3.＿＿＿＿＿＿＿＿＿＿＿＿ | 3.＿＿＿＿＿＿＿＿＿＿＿＿ |
| 4.＿＿＿＿＿＿＿＿＿＿＿＿ | 4.＿＿＿＿＿＿＿＿＿＿＿＿ |
| 5.＿＿＿＿＿＿＿＿＿＿＿＿ | 5.＿＿＿＿＿＿＿＿＿＿＿＿ |
| 6.＿＿＿＿＿＿＿＿＿＿＿＿ | 6.＿＿＿＿＿＿＿＿＿＿＿＿ |

姓名：＿＿＿＿＿＿

| 积极关系因素 | 消极关系因素 |
| --- | --- |
| 1.＿＿＿＿＿＿＿＿＿＿＿＿ | 1.＿＿＿＿＿＿＿＿＿＿＿＿ |
| 2.＿＿＿＿＿＿＿＿＿＿＿＿ | 2.＿＿＿＿＿＿＿＿＿＿＿＿ |
| 3.＿＿＿＿＿＿＿＿＿＿＿＿ | 3.＿＿＿＿＿＿＿＿＿＿＿＿ |
| 4.＿＿＿＿＿＿＿＿＿＿＿＿ | 4.＿＿＿＿＿＿＿＿＿＿＿＿ |
| 5.＿＿＿＿＿＿＿＿＿＿＿＿ | 5.＿＿＿＿＿＿＿＿＿＿＿＿ |
| 6.＿＿＿＿＿＿＿＿＿＿＿＿ | 6.＿＿＿＿＿＿＿＿＿＿＿＿ |

现在，相信你已经更加了解自己的消极关系、积极关系和相关的人际关系因素，因此最后一步，我们要确定每一段关系在人际关系范围表中的具体位置。

## 界定人际关系

积极的人际关系充满力量、支持、关怀和信任，在这样的人际关系中你会很有安全感。而消极的人际关系则会让你感到孤独、受伤、不安、困惑和自我怀疑。边缘型人格障碍者的消极人际关系通常比积极人际关系更多，但在超越边缘型人格障碍的过程中，你会逐渐了解到怎样培养积极的人际关系，并从中获益。

不过，简单判定积极或消极实际上并不容易，因为在人际关系中，积极因素和消极因素通常会共同存在。否则，人们就会很容易去掌控和维持积极关系，而且轻易就能放弃一段既糟糕又不健康的消极关系。在下面的练习中你会看到，人际关系中实际上常常有很多灰色地带。一段"完美"的人际关系应该是积极因素和消极因素之间的平衡，但极少的人际关系会达到这种平衡，因此它们会更偏向积极或消极。对于边缘型人格障碍者来说，识别和面对人际关系中的灰色地带可能尤其会带来沮丧、困惑和恐惧的感受。你可能希望将自己的人际关系认定为非好即坏，这种想要强行维持现状的想法也属于边缘型人格障碍的特点之一。

托尼在思考他与母亲的关系之后，也发现了这种灰色地带的存在。虽然母亲在成长过程中给托尼提供了食物和住所，但同时也对他进行了语言和情感上的虐待。这一事实让托尼感到非常痛苦和挣扎，不知道如何去描述他与母亲的关系。但最终，他认定这是一段极其消极的人际关系（见图9-4）。

人物名称：<u>我的母亲</u>

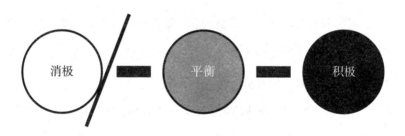

**图9-4　托尼与母亲的人际关系范围**

在下列人际关系范围表中（见图9-5），写下与你有关系的三个人。他们可以是前面两个练习中的书写对象，例如家庭成员、子女、爱人、同事，也可以是没有写过的人。然后，识别这段关系应该属于哪一范畴，在相应位置画一条斜线。斜线不一定要画在某一个圆圈中。正如之前所述，大多数人际关系并不是非黑即白，因此它们会处于两种绝对范畴之间的灰色地带。

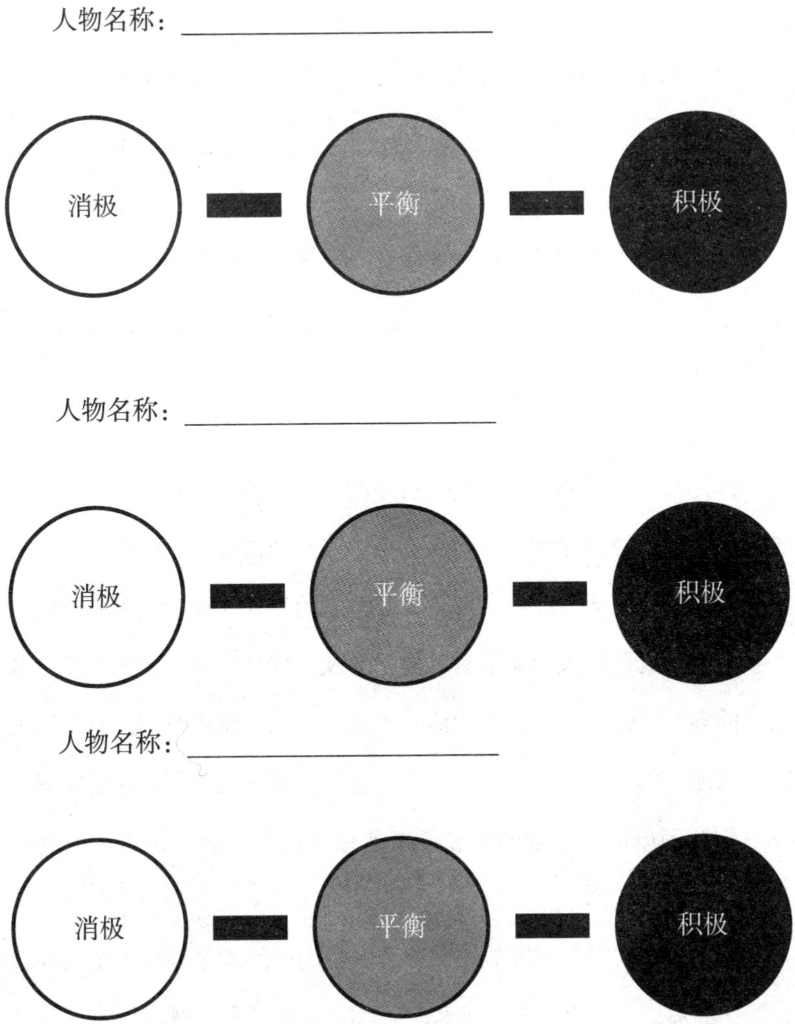

人物名称：_____

人物名称：_____

人物名称：_____

图9-5 人际关系范围

请记住你如何评价这三段人际关系，然后回答以下有关自我探索的问题。

你可以采取哪些做法，让自己的人际关系不那么消极？

_____

_____

你可以采取哪些做法，让自己的人际关系更加积极？

_____

_____

　　托尼过去经常陷入令他饱受折磨的人际关系，感到极度痛苦和孤独，也让自己的边缘型人格障碍更加顽固。他常常对自己的感受和行为很困惑，感到无力改变对待自己和他人的方式，而且找不到原因。而开始探索自己的人际关系后，托尼发现，自己总会去结识一些非常消极的人，而这些人际关系让他陷入了一种思维循环，通过自我毁灭和依赖他人的方式去获得爱与关心。通过本章中的练习，托尼发现了身边积极健康的人，这些人能带给他良好的自我感觉，也会鼓励他成长。

　　请记住，大多数人际关系都处于灰色的中间地带，既不全然好，也不全然坏。而所有的人际关系中，你自己才是那个核心因素。这是一个美好且充满力量的事实。你才是那个建立关系的人，因此也只有你才有权利选择改变或结束一段消极关系。改变消极关系并不需要忍耐、接受或为消极因素做出妥协，而是要制造更多的积极因素。如果你决定改变自己的消极关系，也请记住，不是所有的人际关系都会激发出积极因素，而这些就是你最终需要放下的人际关系。边缘型人格障碍渴望维持消极的人际关系，从中获取养分，进而变本加厉。但这本书将会帮助你超越边缘型人格障碍，通过舍弃消极的人际关系迈出实现目标的关键一步。

### ◇ 巩固成长步骤 ◇

利用下面的空间，把你从本章中学到的内容总结下来，真正掌握这些信息。

我从本章中学到的最有帮助的信息是：

1.＿＿＿＿＿＿＿＿＿＿＿＿＿＿＿＿＿＿＿＿＿＿＿＿＿＿＿＿

2.＿＿＿＿＿＿＿＿＿＿＿＿＿＿＿＿＿＿＿＿＿＿＿＿＿＿＿＿

3.＿＿＿＿＿＿＿＿＿＿＿＿＿＿＿＿＿＿＿＿＿＿＿＿＿＿＿＿


我希望练习的技巧是：

1.＿＿＿＿＿＿＿＿＿＿＿＿＿＿＿＿＿＿＿＿＿＿＿＿＿＿＿＿

2.＿＿＿＿＿＿＿＿＿＿＿＿＿＿＿＿＿＿＿＿＿＿＿＿＿＿＿＿

3.＿＿＿＿＿＿＿＿＿＿＿＿＿＿＿＿＿＿＿＿＿＿＿＿＿＿＿＿


在阅读本章的过程中，我脑海中思考的是＿＿＿＿＿＿＿＿，

它能让我了解到_____

_____

　　到这里，这本书的第二部分就结束了。你做到了强化克服边缘型人格障碍的准备进程，一步一步获得成长，这是一项了不起的成就。

　　你已经完成了本书的前两个部分。真的很棒！接下来，我们会继续探讨给你带来困扰和阻碍的消极信念、行为和反应模式。在此之前，请歇一歇，奖励自己一些有趣和带来积极感受的事物。我喜欢奖励自己一块芝士蛋糕。你会选择奖励自己什么呢?

THE
BORDERLINE
PERSONALITY DISORDER
WORKBOOK

第三部分

# 边缘型人格障碍中消极行为和反应模式的应对及调整

# THE BORDERLINE PERSONALITY DISORDER WORKBOOK

# *10*

## 摆脱情绪按钮的陷阱

在这一章中，你将会学习如何摆脱情绪按钮的控制，也就是那些触及内心，触发过去所有想法、感受和记忆的情境。我们会探索情绪按钮的根源，了解它们如何影响你当下的想法、感受和记忆，同时帮助你学会如何去进行控制和应对。

## 情绪按钮：过去的根源

你可能会认为情绪按钮听起来和扳机事件差不多（参见第8章）。扳机事件的确与情绪按钮类似，会扭曲我们对世界的看法和反应，但情绪按钮与过去的特定情境或事件相关联，这些情境和事件塑造了你对当前世界的看法和反应。情绪按钮一旦激活人们内心深处的某个角落，在触发的情况下，带来的反应冲动会比扳机事件具有更大的力量。情绪按钮产生的反应如果反复出现，最后就会形成消极信念和消极行为，从而引发生活中的各种问题。

贝蒂的情绪按钮根植于她的童年。在成长的过程中，母亲经常外出时把贝蒂一个人留在家里，或者当她带别的男人回来时，就把贝蒂锁在自己的房间里。贝蒂的母亲不但经常让她处于不安全（和孤独）的情境中，对她不管不顾，而且当女儿需要情感连接时，她作为母亲却总是把别人放在第一位。因此贝蒂内心经常感到被抛弃和极度空虚。

日积月累，这些感受逐渐发展成情绪按钮。每当这些按钮被触发，贝蒂就会在冲动之下伤害自己或他人，想要摆脱被抛弃和孤独的感觉。为了缓解内心痛苦，她会陷入一种消极的行为模式。最终，她的世界观变得扭曲，往往陷在过去孤独寂寞和需求无法满足的回忆中，夸大当前的情境和事件。

例如，当贝蒂的某个朋友回复信息不够迅速，她就会割伤自己的手臂。当她的男朋友没有及时出现，她就会立刻去网上随便找人上床。但如果她能理智考虑当时的情况，就能意识到实际上是因为手机信号太差导致短信没发出去；男朋友迟到且无法联系，是因为被堵在路上，同时手机没电关机。结果，当她的男朋友出现之后看到贝蒂在网上随便约人，两人随即争吵了起来，最后他生气地走开，让贝蒂被抛弃和孤独的感受进一步加深。

情绪按钮被触发时，就像一团迷雾一样蒙蔽了你的理智，让你对当下产生误判，只能根据过去的经验做出反应。你会感到一股强烈的反应冲动，但这种冲动却源于过去的经历而不是当下的情形。

119

## 识别情绪按钮反应

　　若想避免触发情绪按钮，你需要了解与情绪按钮相关的想法、感受和记忆，了解自己的信念和行为模式，了解形成这些情绪按钮的过去经历，包括这些经历对你看待当下和未来的方式有何影响。由于情绪按钮被触发带来的反应过于迅速，你可能都无法意识到自己已经开启了一系列反应模式。因此，越能够清晰认识并识别自己的反应模式，你就越能够做到自如应对。以下练习能够为你提供帮助，所以请认真完成。如果需要，你可以在这里多花一些时间。完成练习后，你会掌握一些非常实用、有效的信息。

　　**识别你的情绪按钮触发情境：** 目前生活中发生的哪些事情会让你情绪爆发，同时让你感觉在过去某个情境下曾有过类似经历？请尽可能多写一些相似情境。我们先以贝蒂的例子作为说明。

　　我的情绪按钮在这种情况下会被触发：我的朋友不回信息。此外，我的男朋友见面迟到，并且不回电话。别人没有给出我期待的反馈。

　　我的情绪按钮在这种情况下会被触发：_____

_____

　　你在上面列出的情境下即会触发情绪按钮。下面，让我们看一下与这些情境相关的想法、感受和记忆。

**识别情绪按钮带来的想法、感受和记忆：** 请在下列空白处，写下当情绪被触发时，你产生的想法、感受和记忆。请尽可能多写一些细节，并且不要对你写下的内容进行反复修改。这一步只是信息收集。我们先以贝蒂的例子作为说明。

情绪按钮：我的朋友不回复信息，或者我的男朋友该出现时没有出现。

我对该情绪按钮的想法：没有人在意我。我对于任何人来说都不重要。我一无是处，甚至不值得别人发个信息或打个电话。

我对该情绪按钮的感受：我感觉很孤独、被抛弃、被遗忘、毫无价值、内心空虚。

我对该情绪按钮的记忆：我还记得妈妈把我自己一个人留在家里，或者当她带男朋友回家时就把我锁在房间里。

情绪按钮：＿＿＿＿＿＿＿＿＿＿＿＿＿＿＿＿＿＿
＿＿＿＿＿＿＿＿＿＿＿＿＿＿＿＿＿＿＿＿＿＿＿

我对该情绪按钮的想法：＿＿＿＿＿＿＿＿＿＿＿
＿＿＿＿＿＿＿＿＿＿＿＿＿＿＿＿＿＿＿＿＿＿＿

我对该情绪按钮的感受：＿＿＿＿＿＿＿＿＿＿＿
＿＿＿＿＿＿＿＿＿＿＿＿＿＿＿＿＿＿＿＿＿＿＿

我对该情绪按钮的记忆：＿＿＿＿＿＿＿＿＿＿＿

情绪按钮：_____

　　我对该情绪按钮的想法：_____

　　我对该情绪按钮的感受：_____

　　我对该情绪按钮的记忆：_____

_____

情绪按钮：_____

　　我对该情绪按钮的想法：_____

　　我对该情绪按钮的感受：_____

　　我对该情绪按钮的记忆：_____

_____

　　**识别与情绪按钮相关的消极信念、行为和反应模式：这些信念、**

行为和反应模式可能包括针对他人的外在反应，例如大喊大叫、扔东西、撞墙和殴打他人等。此外还会包括一些自我伤害性质的行为反应，例如吸毒或酗酒、自残、自我贬低等。我们先以贝蒂的例子作为说明。

情绪按钮：我的朋友不回复信息，或者我的男朋友该出现时没有出现。

我对该情绪按钮的信念：我认为自己会孤独终老，没有人想和我亲近。

我对该情绪按钮的行为：我会给自认为不重视我的朋友写一条表达愤怒的信息，或者割伤自己的手臂。或者当我的男朋友见面迟到并且不回电话时，我可能会找别的男人上床，不在乎自己的安全。

我对该情绪按钮的反应模式：每当我感到被抛弃和内心空虚，我就会做出自我毁灭的行为，例如割伤自己，或出轨，和别人发生不安全的性关系。

情绪按钮：_____

_____

我对该情绪按钮的信念：_____

_____

我对该情绪按钮的行为：_____

_____

我对该情绪按钮的反应模式：_____

_____

情绪按钮：_____

我对该情绪按钮的信念：_____

我对该情绪按钮的行为：_____

我对该情绪按钮的反应模式：_____

_____

情绪按钮：_____

我对该情绪按钮的信念：_____

我对该情绪按钮的行为：_____

我对该情绪按钮的反应模式：_____

_____

**识别情绪按钮与过去、现在或未来之间的关联**：打破过去的痛苦与当下行为之间的关联，能够让你理解究竟是哪些原因促使你形成了如今的消极想法、产生消极行为、陷入消极反应模式，让你的边缘型人格障碍顽固不化。理解过去的痛苦、当下的行为和未来的期待，能够让你更好地控制情绪按钮，在它们被触发时不会立刻进入默认、瞬时和不健康的反应模式当中。但首先，你需要了解自己的情绪按钮与这些之间的一切关联。

通过这项练习，贝蒂意识到，她对于被抛弃的恐惧和内心的空虚正是来自于自己曾经被忽视的经历（过去）。而这种恐惧和空虚扭曲了她对于朋友和男友意图的解读（当下）。被抛弃和空虚的感受反复出现，让她坚信自己会孤独终老，永远得不到别人的尊重（未来）。以下是她在这项练习中的回答。

情绪按钮：我的朋友不回复信息，或者我的男朋友该出现时没有出现。

我的情绪按钮中与过去的关联：我还记得妈妈把我自己一个人留在家里，或者当她带男朋友回家时就把我锁在房间里。当妈妈永远只考虑她自己而不是我的需求时，我会感觉被抛弃和内心空虚。

我的情绪按钮中与当下的关联：当我的朋友和男友不重视我，或者我认为他们不重视我时，即使不是事实，我也会感到被抛弃和内心空虚。

我的情绪按钮中与未来的关联：我十分确信这种情况会一直持续下去。怎么可能会发生改变呢？又如何改变呢？

现在，让我们来探讨情绪按钮如何连接过去、影响当下，以及塑造你对于未来的期待。请尽可能详细描述，对自己多一些耐心，需要时可以暂停下来。按照自己的节奏和适合自己的方式进行即可。

情绪按钮：＿＿＿＿＿＿＿＿＿＿＿＿＿＿＿＿
＿＿＿＿＿＿＿＿＿＿＿＿＿＿＿＿＿＿＿＿＿

我的情绪按钮中与过去的关联：＿＿＿＿＿＿
＿＿＿＿＿＿＿＿＿＿＿＿＿＿＿＿＿＿＿＿＿

我的情绪按钮中与当下的关联：＿＿＿＿＿＿
＿＿＿＿＿＿＿＿＿＿＿＿＿＿＿＿＿＿＿＿＿

我的情绪按钮中与未来的关联：＿＿＿＿＿＿
＿＿＿＿＿＿＿＿＿＿＿＿＿＿＿＿＿＿＿＿＿

情绪按钮：＿＿＿＿＿＿＿＿＿＿＿＿＿＿＿＿
＿＿＿＿＿＿＿＿＿＿＿＿＿＿＿＿＿＿＿＿＿

我的情绪按钮中与过去的关联：＿＿＿＿＿＿
＿＿＿＿＿＿＿＿＿＿＿＿＿＿＿＿＿＿＿＿＿

我的情绪按钮中与当下的关联：＿＿＿＿＿＿

我的情绪按钮中与未来的关联：_____

_____

情绪按钮：_____

_____

我的情绪按钮中与过去的关联：_____

_____

我的情绪按钮中与当下的关联：_____

_____

我的情绪按钮中与未来的关联：_____

_____

　　能够了解自己的情绪按钮，了解它们带来的想法、感受和记忆，以及形成的信念、行为和反应模式，再到它们与过去、当下和未来的关联，是一种强大的技能。当你清晰地认识到情绪按钮意味着什么，以及它们对你有何影响，你将会具备控制自身反应的能力，并且能够自由选择是否进入消极的反应模式当中。这种能力会让你逐渐摆脱边缘型人格障碍的控制。下面，我们将学习一些具体的技巧，帮助你管理自己面对情绪按钮时的反应能力。

## 管理自己的情绪按钮反应

在这里的最开始，你需要首先了解成功的要义，那就是：

不要趁热打铁。

换句话说，当你刚开始学习管理自己的反应时，不要在情绪发生的当下进行，只在情绪没有被触发或崩溃的时候练习。因为当情绪反应这块"铁"处于高温状态下，是很难去控制的。只有冷却下来它才是可控的——你可以去安全地"触碰"，不会因此受伤。从情绪的角度来讲，在冷却状态下，反应管理才有可操作的余地。空手道黑带选手的训练方法就是这样。他们会不断训练，强化新的技巧。等到真正进入比赛——当情境处于"高温"状态下——他们的精神和身体都已经做好了充分的准备。我们可以采取同样的方式去学习管理情绪按钮反应。按照这种方式去实践和训练，当挑战来临，你就能更好地控制自己，做出改变，让结果对自己更加有利。

在我们说到具体的策略之前，首先需要思考在什么情境下，以及面对哪些人时，我们最需要用到这些策略，也就是说，我们要思考什么时候情绪这块"铁"最有可能升温。空手道高手会对可能用到相应技巧的情境进行预设，你也需要这么做。请在下面的空白处写下可能会触发自己情绪按钮的人物和情境。

最有可能触发我情绪按钮的人是：＿＿＿＿＿＿＿＿＿＿＿＿＿

最有可能触发我情绪按钮的情境是：＿＿＿＿＿＿＿＿＿＿＿＿＿

下面提供了三种方法，能够在情绪按钮被触发时对你有所帮助。选择一种（或几种）你认为最适合自己的方法，每天进行多次练习。

### 暂停时间

这种策略的具体做法是：当你的情绪按钮被触发，先让自己暂停下来，放下手里正在做的事情，暂离当下的情境。根据具体情况，你可以在需要时这样说："抱歉，我需要去一趟卫生间"，或者"我得去打个电话"，又或者"我还想听你继续分享，我马上就回来。只是要先去处理点事情，一会我会认真听你讲"。当你暂离当下的情境，找一个安全的地方整理自己的想法。例如，如果你正在工作或餐馆用餐，可以去卫生间调整一下呼吸。

暂停时，请记住触发情绪按钮的只是过去的经历，而不是当下的情境。对当下保持觉察，允许情绪按钮的热度慢慢消退。你可以想象自己是一个空手道大师，此时此地正漂浮在云端，全身心关注当下，让铁块慢慢冷却，情绪按钮的热度也逐渐消散，重新找回理智和自我控制。你也可以在网上搜索一些能代表时间暂停和铁块冷却的图片帮助自己找到感觉。

尽可能在一天中多次练习这些技巧。请在下列空白处，提前设计好自己的暂停时间，写下情绪按钮被触发时可以暂避的地点、能够让自己暂离当下的表述，以及可以利用的图片。另外，也可以设想一下哪些人（朋友或家人）或情境（工作中或网络上）会更容易触发你的情绪按钮。你准备得越充分，就越能在需要时保持专注。

关于暂停时间的表述：_____

_____

暂停时，我会设想并练习：_____

_____

### 事实陈述

事实陈述是指你在情绪按钮被触发时，积极、坦诚地自我表达，例如："此刻我是安全的"，"我不需要勉强自己做任何事"，"我是有选择的"，或者"这只是我的过去在自言自语，并不是我真正的想法"。这些事实陈述可以让你平静下来，找回掌控当下的力量。请在下列空白处，写下你的事实陈述（你可以采纳上述表达，或写下自己的想法）和计划进行练习的时间和地点。请记住，在不同的情境下进行练习是掌握技巧的最佳方式。

我的事实陈述：_____

_____

练习的时间和地点：_____

_____

### 巧妙转移注意力

巧妙转移注意力是一个非常有效的技巧。转移注意力的例子包括：和一个性格稳定、阳光的人（能够鼓励别人，而不是只关注消极事物）聊天，读一本书，散步，在手机上玩会游戏，参加匿名戒酒会（Alcoholics Anonymous）或匿名戒毒互助会（Narcotics Anonymous）组织的团体活动（如果有参与其中某一项的话），等等。使用这一技巧的目的是将你的注意力从自己的想法、感受和记忆上转移开，让你能够以更加理智、自控的态度面对触发自己情绪按钮的人或情境。试着想一些对你来说转移注意力的有效方法。

我转移注意力的技巧是：_____

_____

面对不同的人时，做出的预设越多，在不同情境下练习得越多，你就越能掌握这项技巧，从而在不同情境下拥有更多的选择和自我掌控感。

## 灵活应对自己的情绪按钮

虽然情绪按钮来自过去而非当下，却会在过去经历的基础上引发瞬间反应。尽管处于情绪风暴的中心时很难有辨别的能力，但在情绪按钮被触发以及做出反应之间，还是存在一些余地的。在这一章中，你已经了解了什么是情绪按钮，以及产生的根源和被触发后的结果。下面，让我们在此基础上继续学习灵活应对情绪按钮的方法。

当贝蒂的情绪按钮被触发，她的瞬间反应就是割伤自己或者找人上床。她发现自己更喜欢"暂停时间"的方法。当情绪按钮被触发，她又有了找人上床或割伤自己的冲动时，会先出门散一会步。她会一边走一边打开手机，看看空手道大师的动漫图，告诉自己她要像大师一样保持冷静和专注。这种方法帮助她更理智地去看待当下的情境。当头脑逐渐清晰，贝蒂会告诉自己，刚才的情绪来自于过去和妈妈之间的关系，并不是因为和男朋友之间的关系，这种技巧能够让她冷静下来。通过这种方法，在男朋友到达之后，她能够在开门时冷静地问他迟到和不回电话的原因。她能够认真听他回答，而不是同他争辩，随后两人也能非常愉快地共处。

在下面的练习中，让我们进一步探索你的情绪按钮被触发时带来的结果，以及你应该如何灵活应对。首先，写下一个情绪按钮事件，描述你在被触发时通常如何反应，然后思考另外一种反应方式。你可以使用本章或其他章节里讨论的方法，例如正念或"释放"清单。请尽可能详细描述你的反应。答案没有对错，写下任何你能想到的内容即可。

情绪按钮：_____

_____

当我的情绪按钮被触发，我通常_____

_____

如果要采取不同的反应方式，我会_____

_____

虽然边缘型人格障碍通过情绪按钮反应影响你的行为，但我们在本章内容里为你提供了管理情绪按钮、超越边缘型人格障碍的有效技巧。当你掌握了这些技巧，便能够摆脱情绪按钮对事实的扭曲，更加清晰地看待当下的情境和事件，你将拥有更多的机会掌控人生、获得成功。

### ◇ 挑战并改变计划 ◇

利用下面的空间，把你从本章中学到的内容总结下来，真正掌握这些信息。

我从本章中学到的最有帮助的信息是：

1.＿＿＿＿＿＿＿＿＿＿＿＿＿＿＿＿＿＿＿＿＿＿＿＿＿

2.＿＿＿＿＿＿＿＿＿＿＿＿＿＿＿＿＿＿＿＿＿＿＿＿＿

3.＿＿＿＿＿＿＿＿＿＿＿＿＿＿＿＿＿＿＿＿＿＿＿＿＿

我希望练习的技巧是：

1.＿＿＿＿＿＿＿＿＿＿＿＿＿＿＿＿＿＿＿＿＿＿＿＿＿

2.＿＿＿＿＿＿＿＿＿＿＿＿＿＿＿＿＿＿＿＿＿＿＿＿＿

3.＿＿＿＿＿＿＿＿＿＿＿＿＿＿＿＿＿＿＿＿＿＿＿＿＿

在阅读本章的过程中，我脑海中思考的是＿＿＿＿＿＿＿＿，
它能让我了解到＿＿＿＿＿＿＿＿＿＿＿＿＿＿＿＿＿＿＿＿＿
＿＿＿＿＿＿＿＿＿＿＿＿＿＿＿＿＿＿＿＿＿＿＿＿＿＿＿＿＿

控制情绪按钮能够带来强大的力量。未来，你会继续面对充满挑战和压力的时刻，因此在前行的过程中掌握这项技能非常重要。在下一章里，我们将帮助你继续超越边缘型人格障碍，讨论会带给人高度压力的情境。

# THE BORDERLINE PERSONALITY DISORDER WORKBOOK

## *11*

## 掌控高风险情境

在阅读这本书的过程中，我们共同探讨了如何改变和超越边缘型人格障碍产生的相关信念、行为和反应模式。在这一章中，我们将继续识别和探索一些典型的高风险情境。边缘型人格障碍者在这些情境中会更容易失控，无法理智抉择，从而降低取得进展的可能性。也许你立刻就能想起一些类似的情形，可能是和家人在一起吃晚餐、和爱人约会、在休息室或开会时和同事在一起，或者在杂货店里和陌生人一起排队。要管理生活中的这些高风险情境，你需要知道有哪些具体情况，提前计划好当这些情况出现时你应该采取哪些做法，采取灵活、健康的应对方式，从而降低陷入消极信念、行为和反应模式的可能性。我们会在本章中深入展开这一话题。

# 识别高风险情境

Welch 和 Linehan（2002 年）曾列举出一些边缘型人格障碍人群中常见的高风险情境，在这些情境中，人们很容易出现吸毒或自残行为。这些情境包括人际交往、消极情绪、生活事件、认知困扰以及各种情绪信号和冲动，我都会在本章中详细介绍。尽管专家目前只提出了吸毒和自残，但实际上，边缘型人格障碍者的许多负面行为都与高风险情境有关。

在阅读本章时，请记住你可能会同时经历两种或以上的高风险情境。在这种情境下，人们的情绪感受往往更加强烈，因此更倾向于用消极信念、行为和反应模式去应对。但是你可以通过保持觉察和提前计划控制自己的反应，无论在任何时候、任何高风险情境下，它们都是创造积极成果的关键。

## 人际交往

高风险人际交往情境中往往包含很多冲突，并与特定的人物对象和其产生的想法、感受或信念有关。通常在这些情境下，人们会感到自己失去了朋友、爱人或家人的支持，产生自己毫无价值、被抛弃、被拒绝等感受。

托尼的例子之一就包括他同前女友们亲近的强烈渴望远超过对方。这种交往模式触发了他内心中孤独、毫无价值、不被认可的恐惧。例如，他想要和帕姆更亲近的意图过于迫切，结果导致对方离他而去。

当帕姆表现出拒绝的姿态，托尼反而愈发强烈地想要得到她的爱、和她亲近。他不断在对方明确拒绝的情况下给她打电话、发信息，突然出现在她工作的地方，表达自己对她无法割舍的感情。然而他的努力却起到了事与愿违的效果——把对方推得越来越远。

请在下列空白处，写下有哪些具体的人、想法、感受和记忆造成了你的高风险人际交往情境，并描述在这些情境中通常会发生哪些情况。请尽可能详细描述，如果需要，可以使用额外纸张书写。

_____

_____

### 消极情绪

消极情绪包括愤怒、焦虑、压力、内疚、孤独、无助、羞耻和受困的感觉等等。对于边缘型人格障碍来说，这些情绪带来的感受尤为强烈，让你很难以用灵活、积极的态度看待自己、他人和各种情境。你会因此陷入消极情绪、行为和反应模式，无法冷静思考，让边缘型人格障碍更加顽固。

托尼每次和母亲交谈、相处之后，心中的自我憎恨、自我怀疑，以及对自己生活和能力的鄙夷等消极情绪就会出现。每当他产生这种感受，就会又一次陷入消极的反应模式中，认为自己毫无价值、一无是处，不去关注生活中的其他事情。由于托尼矛盾、冷漠的行为，周围人逐渐感到被他忽视和疏远，但这却与他自己的感受和想要被别人看待的方式截然相反。

请在下列空白处，写下会让你陷入消极信念、行为和反应模式的消极情绪，例如恐惧、孤独、遗弃和焦虑，以及当你有这些情绪时通常会如何反应。请尽可能详细描述，如果需要，可以使用额外纸张书写。

_____

_____

## 生活事件

高风险生活事件包括离婚、失业、亲人死亡、关系结束、人身伤害、财务问题、监禁或任何导致重大身体或心理痛苦及不适的事件。

托尼就经历了一系列高风险生活事件。他被工作单位辞退，不得不搬回家和母亲一起住。尽管托尼一直在努力找工作，她依然责备托尼很"懒惰"，让他有一种自己一无是处的感觉。更糟糕的是，在此期间女友还同他分了手。结果，托尼重新回到了自己的消极反应模式当中，他用酒精麻痹自己，同时拼命想交到一个新女友。

请在下列空白处，详细描述你的高风险生活事件，并写出这些事件出现时你通常会作何反应。请尽可能详细描述，如果需要，可以使用额外纸张书写。

### 认知困扰

认知困扰包括因恐惧、危险、过去创伤或压力事件而产生的、无法摆脱的消极想法和回忆。认知困扰会导致强烈的焦虑、不安和过激的情绪。

托尼经常说他无法摆脱失去父亲的"困扰"。由于托尼的母亲拒绝谈论这件事，所以最后只能由小学辅导老师告诉他父亲的死讯。当托尼想起小学阶段①，以及关于父亲的消息，这些记忆会变得极其强烈，就像电影画面在脑海中闪回一样。因此，他经常独自一人喝得烂醉如泥，醒来后却不记得自己为什么喝这么多酒。

请在下列空白处，尽可能详细描述你自己的高风险认知困扰情境，并写出在这种时候你会做些什么。当你写不下去或被情绪淹没时，先暂停一下，找一个积极阳光的朋友或心理健康专家聊一聊，准备好之后再继续回到练习上来。如果需要，可以使用额外纸张书写。

---

① 托尼父亲去世时，他正在读小学，所以"小学阶段"也因此变成一个触发点，会让他产生焦虑的感觉。

## 情绪信号和冲动

情绪信号和冲动指某个环境下影响你想法、感受和记忆的事件，这些事件会驱使你采用消极的信念、行为和反应模式进行回应。

托尼浏览社交媒体时，经常看到他的朋友们或前女友们玩得很开心的照片，他们去了一些有趣的地方，或者做了他一直想要去做的事情（他的情绪信号）。看到这些照片时，他会有一种必须给女友打个电话或发个短信的冲动，想要去获得同样的体验，感受他自以为看到的快乐（他的冲动）。这种情绪信号和冲动会给他带来自己独自一人和无人关爱的想法，而这些想法又会进一步加剧他内心孤独、抑郁、卑微的感受。托尼会产生这些感受可以理解，因为他有过很多类似的回忆，比如母亲和他说过一些很伤人的话，或者前女友们离开了他，不想再和他有任何关系。为了回应这些感受，托尼会反复给女友打电话、发短信，直到对方回复，如果没有收到回复，他就会跑去工作地点找她，这些行为反而把她推得更远，而托尼实际上只想和女友更亲近，想要获得他在网上看到的、自认为美好的生活。

请在下列空白处，写下你自己的高风险情绪信号和冲动。请尽可能详细描述，如果需要，可以使用额外纸张书写。

_____

_____

# 识别替代行为

刚刚你已经了解了自身边缘型人格障碍带来的高风险情境，下面我们将要继续学习如何有效管理和掌控这些情境，识别和应用积极、灵活的替代行为方式。这些替代行为方式会大大降低你陷入消极信念、行为和反应模式的概率。让我们首先了解一些可行的替代行为方式。

## 替代行为方式清单

请勾选出你认为自己处于高风险情境时可能有效的替代行为方式。本章最后会提供书写空间，让你写下自己的替代行为方式。

☐列出一些积极健康的事情，例如散步、和自己的猫狗玩耍、在手机上玩会游戏，或者去卫生间调整自己的呼吸。

☐接触一个性格稳定、阳光的朋友或亲人。

☐让自己暂离当下的高风险情境。

☐列出不进入消极反应模式的所有益处。

☐做一个正念练习（参见第8章）。

☐做一个"释放"清单练习（参见第8章）。

☐列出让自己感恩的事情，并不断更新这个清单。

☐在没有陷入消极反应模式时给自己一个奖励。例如给自己买一杯拿铁或冰淇淋筒，或者去看一场电影（总之是做一些可以激发正向情绪的有趣、积极的事情）。

□闻一闻薰衣草、肉桂或雪松等味道的精油，帮助你重新集中注意力和平静下来。

□创建并播放一个能够让你感到乐观或平静的音乐列表。

□微笑——确实能减少身体的压力反应。（Kraft 和 Pressman，2012 年）

□其他事物：＿＿＿＿＿＿＿＿＿＿＿＿＿＿＿＿＿

＿＿＿＿＿＿＿＿＿＿＿＿＿＿＿＿＿＿＿＿＿＿＿＿＿

希望你能通过这一练习找到适合自己的替代行为选项。若想掌握这些新的行为方式，让它们成为自己的默认反应，你要尽可能地经常练习。下面让我们继续学习在高风险情境中去应用这些新的替代行为方式。

## 取代高风险情境中的原有行为方式

在这部分练习中，你需要把之前写出的一些高风险情境与替代行为方式进行匹配。这么做是为了控制自己的反应模式，做出更加灵活和健康的选择。如果你认为这种做法有效，可以在之前的练习中不断调整更新自己的反应模式。请不要反复修改自己的答案，尽力完成练习就好。答案并无对错，你也不需要对自己写下的任何内容感到难堪或羞愧。练习的目的是获得成长，所以请对自己保持应有的坦诚态度。

如果我经历的高风险情境是＿＿＿＿＿＿＿＿＿＿＿＿＿，
我可以使用这些灵活、健康的替代行为方式：＿＿＿＿＿＿＿＿＿＿

＿＿＿＿＿＿＿＿＿＿＿＿＿＿＿＿＿＿＿＿＿＿＿＿＿＿＿＿＿＿

　　如果我经历的高风险情境是＿＿＿＿＿＿＿＿＿＿＿＿＿，
我可以使用这些灵活、健康的替代行为方式：＿＿＿＿＿＿＿＿＿＿

＿＿＿＿＿＿＿＿＿＿＿＿＿＿＿＿＿＿＿＿＿＿＿＿＿＿＿＿＿＿

　　学习新的技巧需要时间和耐心。我理解做这些也许会很难，对于边缘型人格障碍者来说更是如此，但是用灵活、健康的信念、行为和反应模式取代原有的习惯是成长过程非常重要的部分。如果可以，每天使用上述替代行为方式进行两到三次练习。如果你无法实际操作，就在脑海中进行练习，同样有助于掌握相关技巧。

## ◇ 动摇并改变计划 ◇

　　利用下面的空间，把你从本章中学到的内容总结下来，真正掌握这些信息。

　　我从本章中学到的最有帮助的信息是：

1.＿＿＿＿＿＿＿＿＿＿＿＿＿＿＿＿＿＿＿＿＿＿＿＿＿＿＿

2.＿＿＿＿＿＿＿＿＿＿＿＿＿＿＿＿＿＿＿＿＿＿＿＿＿＿＿

3.＿＿＿＿＿＿＿＿＿＿＿＿＿＿＿＿＿＿＿＿＿＿＿＿

我希望练习的技巧是：

1.＿＿＿＿＿＿＿＿＿＿＿＿＿＿＿＿＿＿＿＿＿＿＿

2.＿＿＿＿＿＿＿＿＿＿＿＿＿＿＿＿＿＿＿＿＿＿＿

3.＿＿＿＿＿＿＿＿＿＿＿＿＿＿＿＿＿＿＿＿＿＿＿

在阅读本章的过程中，我脑海中思考的是＿＿＿＿＿＿＿，
它能让我了解到＿＿＿＿＿＿＿＿＿＿＿＿＿＿＿＿＿＿

＿＿＿＿＿＿＿＿＿＿＿＿＿＿＿＿＿＿＿＿＿＿＿＿

在了解了如何管理高风险情境，并养成灵活健康的替代行为习惯后，当高风险情境发生时，你将能够更好地掌控自己的边缘型人格障碍，同时做出更好的选择去增加积极成果发生的可能性。这一部分也将为接下来了解如何动摇和改变固化边缘型人格障碍的不合理信念打下基础。

# THE BORDERLINE PERSONALITY
# DISORDER WORKBOOK

## *12*

## 动摇并改变不合理的信念

你的消极反应模式大多根植于边缘型人格障碍衍生出的不合理信念。所以从现在起，我们要开始改变这些不合理的信念。

本章内容多数来源于自我决定理论，这一理论认为，人们具有自我完善和修正生活困境的主观动机，而不合理信念显然会对这种动机带来影响（Ryan 和 Deci，2002 年）。在这一章中，我们将要学习如何辨别不合理信念，质疑它们的准确性，证明它们的偏差性，用健康、灵活的信念去反驳自身的不合理信念。这个过程会帮助你削弱不合理信念，跨越它们带来的阻碍，在克服边缘型人格障碍的道路上继续前行。

## 你的不合理信念

不合理信念会扭曲人们的想法，影响人们看待世界的方式。扭曲的想法会催生出相应的反应模式，反过来又会进一步影响人们的人际关系、自控力和自我认知。这些信念往往会转变成强有力的自动化想法。大量研究表明，动摇和改变不合理信念会增强人们调整行为方式、改善生活的能力（Ciarrochi，2004 年；Delavechia 等，2016 年）。

但这个过程并不容易。意识到自己有这些不合理的信念，就像有一天你突然发现，自己曾经信任的朋友其实一直在伤害你，而且根本没有把你放在心上。首先，你需要承认不合理信念也是边缘型人格障碍的一部分，会造成生活中很多方面的困扰和冲突。但读到这里，相信你也同样做好了直面不合理信念的准备。

让我们先看一看贝蒂的一些不合理信念："人们必须一直喜欢我"以及"我必须一直保持完美，否则没人会喜欢我"。

---

当贝蒂刚开始一份新的护士工作时，她认为所有的新同事互相之间都很亲近，但唯独不接纳她。她之所以得出这些结论，仅仅是因为第一天上班时，同事们和她打了招呼但却没有停下来和她交谈去认真了解她。她看着其他人互相嬉笑打趣，认为他们一定是在嘲笑她，一定是在互相谈论她有多"愚蠢"。这些想法越来越强烈，让她根本无法专心工作。

随后，由于第一次使用办公室电脑系统的一些功能，她在其中一个病历表上犯了一个小错误，需要其他同事帮她进行修正。缺乏经验和失误进一步加深了贝蒂的不合理信念，让她更加焦虑、沮丧和愤怒。一位帮过她的护士告诉她："你有任何需要，告诉我就好。"但贝蒂却对这句话进行了错误的解读，她理解为："我就知道你简直笨得做不了这个工作，这种情况肯定还会发生，所以如果你还需要别人帮忙，我就只能再继续帮你一次了。"贝蒂认为这是对她的攻击，她必须保护自己，于是跳起来猛推了对方一把。她的新上司目睹了这一幕，于是当场开除了她。

---

你是否也和贝蒂一样曾遇到过类似的场景，让不合理信念严重影响了对当下情境的解读呢？如果是的话，那么你并不孤独！这种情况是可以改变的，当你的自我决定意识逐渐形成，改变就会自然发生。你会认识到自己的真实想法和希望达成的目标，然后利用这些认知去动摇不合理信念，进一步增加自我掌控感，改变看待世界的方式。过程如图 12-1 例子。

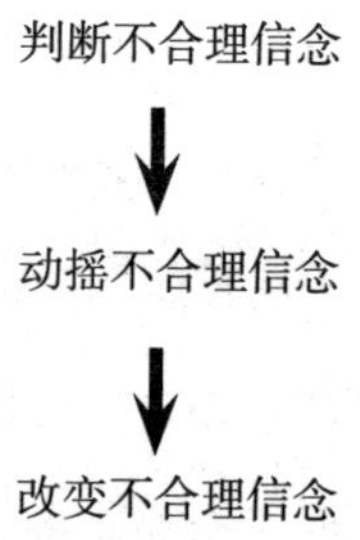

判断不合理信念

↓

动摇不合理信念

↓

改变不合理信念

**图12-1 改变不合理信念的过程**

让我们根据你的信念来梳理这一过程。

# 识别不合理信念

让我们根据贝蒂在新工作中的具体表现去探讨一下她的不合理信念。

贝蒂任由她的不合理信念（"人们必须一直喜欢我"以及"我必须一直完美，否认没人会喜欢我"）扭曲了她在新工作中的体验。这些不合理信念让她陷入了一种偏执的想法，认为人们一定是在讨论和评价她。焦虑的情绪很快占据了内心，让她无法理智识别当时的情形，或真正听进另一位护士说的话。强烈的焦虑导致了过激的反应，进一步强化了她的不合理信念。

如果她在第一天上班之前清楚自己有哪些不合理信念，就会在它们被触发时有所觉察，并能意识到不合理信念在让自己偏离真正重要的目标：保住新工作。如果她能够动摇自己的不合理信念，理智思考（"我是一名优秀的护士""我能够做好这份工作""每个人都会犯错，没有人是完美的，所以即使我不能一直保持完美，人们也会同样喜欢我"），很可能就会顺利度过第一天。相反，不合理信念促使她做出激烈的、灾难性的反应，结果她被开除了。

贝蒂的这段经历充分说明了不合理信念会带来的严重后果，所以做出正确的判断是非常重要的。以下是一些常见的不合理信念。圈出符合自身状况的选项，尽可能对自己保持诚实和开放的态度。最后我们会留出一些空间，你可以将下面没有提到的不合理信念添加到列表中。

- 所有人，包括我在内，都无法改变。

- 人们总是很不友好。

- 我很懒惰。

- 我必须始终保持完美。

- 我永远不会快乐。

- 如果事情有出错的可能，错误就一定会发生。

- 如果我犯了错误会显得很愚蠢。

- 我本应该有更好的表现。

- 生活、世界和所有人都应该是公平的。

- 我今天必须完成所有事情。

- 其他人应该表现得更有礼貌。

- 我现在本应该生活得更好。

- 人们没有按照我的想法去做，就是不尊重我。

- 如果人们足够重视我，我就应该得到更多回报。

- 我不能犯错。

- 我必须处理好所有事情。

- 我必须掌控所有局面。

- 所有事情都必须进展顺利。

- 别人必须一直对我好。

- 我就是不够好。

- _____

- _____


　　一定要意识到，识别不合理信念可能会带来很多有关的想法、感受和记忆。多数不合理信念的根源都存在于过去的经历当中，因此发现与之关联的想法、感受和记忆可以消除这些信念带来的迷茫和冲突。请使用下列提示点，识别上述练习让你产生的想法、感受和记忆。


　　我的不合理信念带来了这些想法：

_____

_____


　　我的不合理信念带来了这些感受：

_____

_____


　　我的不合理信念带来了这些记忆：

_____

_____


## 动摇不合理信念


　　不合理信念依靠假象而生，在黑暗处泛滥，是边缘型人格障碍中很少被质疑又难以触及的部分。这些信念让你坚信自己不够完整、一无是处、毫无价值、迷茫空虚、愚蠢笨拙。但如果事实证明它们并不正确，这些信念是能够慢慢被削弱和松动的。动摇和改变不合理信念首先必须正视它们。第一步是进行识别；下面让我们举出具体的证据，证明它们并非事实。

请利用这一练习找出自己生活中明确的证据，证明你的不合理信念并非事实。这一类证据应该建立在可分辨和证明的事实基础上，而不是仅仅凭空猜测或书面理论。我将举出贝蒂的例子，供你参考。

我的不合理信念是，人们必须一直喜欢我，但这并不是事实，因为即使朋友和男友生我的气，我们最终还是和好了，他们不会永远离开我。

我的不合理信念是，我必须始终保持完美，否则没人会喜欢我，但这并不是事实，因为我和萨拉有过很多次争吵，但这么多年过去了，我们依然是好朋友。我把詹姆斯的车挡板撞坏了，他很生气，但他告诉我他仍然在乎我，我也相信他。

我的不合理信念是＿＿＿＿＿＿＿＿＿＿＿＿＿＿＿＿＿＿＿＿，
但这并不是事实，因为＿＿＿＿＿＿＿＿＿＿＿＿＿＿＿＿＿＿＿
＿＿＿＿＿＿＿＿＿＿＿＿＿＿＿＿＿＿＿＿＿＿＿＿＿＿＿＿＿

我的不合理信念是＿＿＿＿＿＿＿＿＿＿＿＿＿＿＿＿＿＿＿＿，

但这并不是事实，因为 _____

_____

## 改变不合理信念

改变不合理信念是一个长期的过程，并非"一蹴而就"的事情。要知道，不合理信念之所以会带来巨大影响，是因为它们通过长期、反复暴露在相似情境中而形成。因此，改变不合理信念需要你去发现自己有哪些灵活、健康的信念，并不断强化这些信念。第一步是进行识别；请在下列灵活、健康的信念列表中，圈出能够恰当描述自己的选项。如果你想到的信念没有被列出，可以添加在列表的最后。

- 我有实现自己目标的能力。
- 我值得别人的善意和关怀。
- 我是优秀且有价值的。
- 我会努力工作实现自己的目标。
- 我值得尊敬和被爱。
- 我能够原谅自己。
- 人人都会犯错，犯错是可以被接纳的。
- 我对自己充满耐心。
- 凡事我会尽力而为。

- 只有我能定义我自己。

- 我尊重自己和我做出的选择。

- 我每天都在学习和成长。

- 善良是我的优势。

- 我选择支持和关怀自己。

- 我值得体会到美好和快乐。

- 我能够自主选择自己的想法和信念。

- 我接受自己的不足，因为它们让我成长。

- 我会对自己保有同情。

- 我应该和支持鼓励我的人多相处。

- 我信任自己的能力。

- 我能够超越边缘型人格障碍！

---

---

　　找到属于自己的积极信念后，下面我们要把它们和过去的不合理信念进行匹配。这么做能够让你专注在新的信念上，鼓励、强化和激发你身上真实、坦诚的一面，同时也是与边缘型人格障碍无关的一面。

　　下面我们以贝蒂为例：

　　我过去的不合理信念是，人们必须一直喜欢我，而且我必须始终保持完美，否则没人会喜欢我。

我用来反驳不合理信念的健康信念是，无论有没有人喜欢我，我都是优秀且有价值的。错误并不能定义我；只有我能定义我自己，人们喜欢我的理由有这一点就够了。

当贝蒂动摇和改变了自己的不合理信念，它们就失去了原有的力量。通过规律练习和学习其他技能，贝蒂对自身不合理的信念和行为有了更多掌控感。随着能力的不断提升，贝蒂在工作上的表现越来越好，她开始享受与朋友、家人和男友的相处，也在生活中取得了更多进展。因此，贝蒂也和你一样，正在通过这一过程逐渐超越边缘型人格障碍，实现自己的目标。

下面，请你来寻找自己有哪些灵活、健康的信念，然后用它们去替代过去的不合理信念。请在下列空白处，先列出过去的不合理信念。你可以使用上面给出的选项，也可以写下自己想要消除或改变的不合理信念。

我过去的不合理信念是：＿＿＿＿＿＿＿＿＿＿＿＿＿＿＿＿＿

＿＿＿＿＿＿＿＿＿＿＿＿＿＿＿＿＿＿＿＿＿＿＿＿＿＿＿＿＿＿＿

我用来反驳不合理信念的健康信念是：＿＿＿＿＿＿＿＿＿＿＿

＿＿＿＿＿＿＿＿＿＿＿＿＿＿＿＿＿＿＿＿＿＿＿＿＿＿＿＿＿＿＿

我过去的不合理信念是＿＿＿＿＿＿＿＿＿＿＿＿＿＿＿＿＿＿

＿＿＿＿＿＿＿＿＿＿＿＿＿＿＿＿＿＿＿＿＿＿＿＿＿＿＿＿＿＿

我用来反驳不合理信念的健康信念是：＿＿＿＿＿＿＿＿＿＿＿

＿＿＿＿＿＿＿＿＿＿＿＿＿＿＿＿＿＿＿＿＿＿＿＿＿＿＿＿＿＿

　　现在你需要做的，是用长久以来形成不合理信念的相同方法，去强化灵活、健康的信念，即重复、重复、再重复。我希望你能够尽量多去和自己复述这些灵活、健康的信念。早上起床时对自己说，吃午饭的路上对自己说，睡觉之前时对自己说，并且在一天中随时随地对自己说。把它们写在便利贴上，贴在自己的房间四周。在洗澡时把它们唱出来。说得越多，读得越多，它们就越能融入你的生活。随着这些灵活、健康的信念逐渐充满你的生活，你会发现对自身有了更多的掌控和了解，长久以来影响边缘型人格障碍的因素也会越来越少。

### ◇ 挑战并改变计划 ◇

　　利用下面的空间，把你从本章中学到的内容总结下来，真正掌握这些信息。

　　我从本章中学到的最有帮助的信息是：

1.＿＿＿＿＿＿＿＿＿＿＿＿＿＿＿＿＿＿＿＿＿＿＿＿＿＿＿＿＿

2._____

3._____


我希望练习的技巧是：

1._____

2._____

3._____


在阅读本章的过程中，我脑海中思考的是_____，

它能让我了解到_____

_____


现在，你已经掌握了动摇不合理信念、形成积极信念的技巧，

下面让我们继续学习自我安抚技巧，进一步增强你的自控力。

# THE BORDERLINE PERSONALITY DISORDER WORKBOOK

## *13*

## 自我安抚，增强自控力

你是否经历过这样的时刻：某件事或某个人触发了你的强烈情绪，然而过激的反应带来了人际关系破裂、自我伤害、陷入抑郁、极度焦虑等后果，让你重新陷入过去的消极信念、行为和反应模式？但如果你知道有办法可以让自己在这种情况下冷静下来，重新评估当下情境，用更加积极的方式去行动，你会想要了解一下吗？大多数人都会给出肯定的答案，这也是本章将要探讨的主题：学习自我安抚的技巧，在困境下拥有更多的自控力。

　　自控力能够影响人们自身的信念、行为和反应模式，帮助我们实现具体的目标。例如，当托尼感到自己一文不值、无人在意时，几乎完全无法控制自己想要和恋人更加亲密的冲动；他不停地给对方发信息，毫无征兆地出现在对方的工作地点，就像自己毫无选择、被迫行动一样。而当他通过自我安抚学会放慢速度，他在困境中的自控力就会增强，从而改善自己的人际交往方式。

自我安抚是在沮丧或痛苦时抚慰自己的能力。自我安抚技巧可以帮助你平静下来，让你在情绪按钮被触发的情况下重新集中注意力。这些技巧都比较容易掌握，也不会花费太多时间，所以非常实用且有效。在讨论控制情绪按钮时，我使用了"不要趁热打铁"这一说法。对这本书中提到的所有技巧和方法来说，这都是一个非常好的建议，也包括自我安抚。"不要趁热打铁"的意思是，在一天中平静、情绪稳定的时候进行练习。在情绪被触发之前进行练习至关重要，这样在某个人或某件事让你产生了强烈的情绪时，你已经做好了充分的应对准备。

## 自我安抚技巧

你可以首先使用前两种自我安抚技巧，即正念和瑜伽，在第一时间减少情绪升温的可能性；然后用发泄手记和转移注意力的方法来应对那些情绪已经升温的情况，也就是情绪将被触发或已经被触发的状态。尽可能保证一定的练习频率，直到熟练掌握这些技巧，这样才能获得更加清晰的头脑、更强的自控力，以及灵活健康的信念、行为和反应模式，从而达到自己希望的结果。

### 正念

正念是一门关注当下的艺术，是指能够平静、客观地识别和接纳此时此刻的感受、想法和身体感觉。这种方法能够让你尽量避免依赖边缘型人格障碍，不去用过去消极的想法、行为和反应模式应对扳机事件。根据下面的七步正念技巧进行一分钟练习，或者根据自己的需要延长时间，直到你感觉到平静、专注和放松。和其他所有技巧一样，练习得越多，就越能够熟练应用。

1. 请在一个安静、不会被打扰的环境中进行练习。

2. 以一个舒服的姿势坐好，背部挺拔而放松。调整好姿势以后，慢慢闭上眼睛。

3. 将注意力集中到自己的呼吸上——感受气息进入鼻腔，然后通过口腔呼出。

4. 不要对进入脑海中的想法进行评判。就让它像此刻这样自由来去就好。

5. 如果你的注意力被吸引到了别的地方，就重新回到自己的呼吸上。

6. 当你感到放松下来，觉察自己呼吸的状态和内心的感受。然后，慢慢睁开眼睛，对当下保持觉知。

7. 重新整理思绪，做出自己认为最合适的决定。

你能够在这一分钟里保持正念、关注呼吸、不被自己的想法和其他事物所干扰吗？如果没能做到，也没有关系。我们生活世界里的一切都运行得太快，所有人都要同时关注很多事情，很难做到让自己慢下来。回顾一下这个练习，描述自己有何感受（恐惧、不安、放松、充满力量）以及产生这种感受的原因（"我不知道会发生什么""我感到内心的焦虑减少，我能够控制自己的想法"）。

_____

_____

### 瑜伽

瑜伽盛行已久，从过去的一国之君到如今的稚龄儿童，几乎所有都在尝试。无论你的年龄和精神状态如何，瑜伽都有很大的益处。它能够让精神平静、减轻压力、对身体保持觉察，从而增加自信和自控力。通过瑜伽掌握的技巧，例如控制想法、关注呼吸等，能够改善我们在情绪被触发前、爆发当下和之后的精神状态。

你不需要强迫自己报瑜伽班，买瑜伽服，或其他任何你不想要的负担。你完全可以在 YouTube 上跟着视频进行自助练习。如果你想要一些隐私的话，这是一个很好的方式。无论以哪种方式练习瑜伽，无论是使用视频还是报班，请尽量多练习，充分体会它的好处。

### 发泄手记

当情绪被触发时，你是否感觉内心的压力在逐渐累积，直到无法控制，最终必须通过语言或行为将愤怒爆发出来？在这种情况下，我们可以使用发泄手记去释放所有的消极想法和感受，而不是在内心反复回忆或压抑自己。这种技巧能够允许你尽情释放和表达消极情绪，用一种更安全的方式找到平静和放松的感觉。

发泄手记可以手写或录制，保存在笔记本、电脑、手机里，或任何你想存放的地方。它最大的优势之一，就是可以在一天中任何时候进行，根据自己的意愿或需求，想写多久就写多久，并且你可以不断回顾之前的书写内容，增加对自己的了解。发泄手记非常适合用来检测自己在特定情境下的反应方式。

以下提示点能够帮助你开始练习，当然，你并不一定要参照这种方式，尽情按照自己的想法去写，只要对自己管用即可。

- 一般在……的情况下，我的情绪会被触发。
- 在这种情境下，我感到（认为、想要）……
- 此刻，我感觉……
- 此前、期间、之后，我认为……
- 最终，我想要……
- 如果……的话，就会出现不同的情况。
- 如果……的话，我就会感觉好一些。
- 这种情境让我想起了过去的……
- 最好的结果应该是……
- 这种情境告诉我……

任何时候，当你感觉自己的情绪开始逐渐强烈，哪怕只是有一点点被触发，都可以使用这项技巧。练习一个星期之后，再决定是否要继续使用这种方法。

## 转移注意力

转移注意力同样是一项非常有效的自我安抚技巧，能够从身体上、精神上，或双管齐下，让你暂离当下触发情绪的情境。从下列清单中选择两到三种做法，这些做法能够真正让你沉浸其中，将注意力从扳机事件或扳机对象上暂时移开：

- 观看有趣、积极的电影或视频。

- 听音乐。

- 将脑海中的内容画出来。

- 长跑或散步。

- 列出所有的待办事项、完成事项、想买的东西、实现梦想的办法、想要进行的积极探索等。

- 在自己的卧室里播放最喜欢的音乐，跟着跳舞。

- 玩电脑游戏。

- 玩拼图或填字游戏。

- 打扫房间。

- 出门遛宠物，或给宠物洗澡。

- 吃自己喜欢的食物。

- 数一数周围的东西，比如地砖、街道上的裂缝、饼干上的巧克力碎片（我的最爱）等等。

- 在自家的花园里工作。

• 闻一款精油。（找到一款自己喜欢、有镇定作用的精油，用来分散注意力。普遍受欢迎的味道包括薰衣草、雪松、柠檬、柑橘和茉莉。这些精油都可以在网上或商店里买到。）

• 其他做法：_____

_____

• 其他做法：_____

_____

这些做法能够在情绪被触发时起到很好的效果，但同时，你也需要在情绪未被触发时进行练习，从而在需要转移注意力、保持冷静和自控力时能够运用自如。以下是实践的 4 个步骤：

1. 意识到自己的情绪被触发。

2. 采纳自己的分散注意力做法。

3. 重新评估自己的想法和感受，判断消极应对的冲动是否减轻。

　　a. 如果冲动减轻，并且眼下有可行的积极反应模式，进行第 4 步。

　　b. 如果没有，回到第 2 步。

4. 带着更加理智、清醒的觉察重新进入当下情境，或重新面对某个人：以一种放松、平静和专注的态度去采纳灵活、健康的反应模式。

## 评估自我安抚技巧

现在，你已经了解了能够增强自控力的自我安抚技巧，并且可以考虑将其中一种或多种选择加入灵活、健康的反应模式。哪些技巧适合你或可能会适合你呢？请在表 13-1 中圈出你使用每种自我安抚技巧的可能性，0 表示完全没有，5 表示非常有可能。那些 3 分及以上的选项，就是你应该经常练习的技巧。

**表13-1　自我安抚技巧评分**

| 自我安抚技巧 | 评分 | | | | | |
|:---:|:---:|:---:|:---:|:---:|:---:|:---:|
| 正念 | 0 | 1 | 2 | 3 | 4 | 5 |
| 瑜伽 | 0 | 1 | 2 | 3 | 4 | 5 |
| 发泄手记 | 0 | 1 | 2 | 3 | 4 | 5 |
| 转移注意力 | 0 | 1 | 2 | 3 | 4 | 5 |

## 应用自我安抚技巧

有一点很重要，那就是相信在困境中，或面对触发内心情绪的对象时，自己能够采用这些灵活、健康的反应模式。自我安抚成果记录（见表 13-2）能够帮助你看到使用自我安抚技巧可能带来的结果和好处。当你能够感觉到自己正在获得积极、扎实的成果时，就会更有可能坚持使用这些技巧，这也是我们希望达到的目的。你可以通过假设的方法进行练习，去设想某个扳机事件、可能会使用的技巧，以及你期望产生的结果，而不是非要去追溯过去发生的某个事件。这种练习方式同样可以帮助你应对真实世界中发生的情况。建议你能始终留存一份记录表放在身边，因为追溯的过程能够帮助你进一步提升自控力，应对真实生活中发生的事件。

你可以在表 13-2 的第一列写下扳机事件或扳机对象。然后写出能够让你在身体上、精神上，或两方面同时获得自控力的自我安抚技巧，而不是继续采用过去的消极信念、行为和反应模式。最后，尽可能详细描述自己使用这些技巧获得的成果。我们用托尼的扳机事件作为第一个例子。请记住，你同样可以使用假设和预想的情境去练习。

表13-2　自我安抚成果记录

| 扳机事件或<br>扳机人物 | 自我安抚技巧 | 成果 |
| --- | --- | --- |
| 我的妈妈触发了我的情绪，因为她叫我失败者，而且说我一无是处、非常懒惰。 | 我在手机上使用了发泄手记。 | 我能够暂时和妈妈保持距离，让自己保持冷静，而不是陷入同她的争吵中。 |
| | | |
| | | |
| | | |

完成记录表后，你也许会注意到，当练习使用自我安抚技巧时，你的自控力和获得积极成果的能力也会随之提升。记住，练习得越多，对边缘型人格障碍以及消极信念、行为和反应模式的控制力也就越强。

◇ **动摇并改变计划** ◇

利用下面的空间，把你从本章中学到的内容总结下来，真正掌握这些信息。

我从本章中学到的最有帮助的信息是：

1._____

2._____

3._____

我希望练习的技巧是：

1._____

2._____

3._____

在阅读本章的过程中，我脑海中思考的是_____，

它能让我了解到＿＿＿＿＿＿＿＿＿＿＿＿＿＿＿＿＿＿＿＿＿＿

＿＿＿＿＿＿＿＿＿＿＿＿＿＿＿＿＿＿＿＿＿＿＿＿＿＿＿＿

　　掌握了自我安抚和增加自控力的技巧后，下面让我们继续探索如何提升爱的能力、解决人际关系中的冲突。

# THE BORDERLINE PERSONALITY DISORDER WORKBOOK

# *14*

## 提高爱的能力，解决关系冲突

人际关系中的冲突、分歧和满足感会给很多边缘型人格障碍者带来极大的困扰，这种情况和我们所说的社交习惯有关。为了更好地理解，我们需要先对"习惯"一词进行定义，并了解习惯带来的影响。习惯是人们在遇到扳机事件时自动产生的习得行为（例如，当你毫无准备被叫去和上司开会，会因为紧张下意识地咬指甲）。每个人都会有好习惯和坏习惯。人们往往希望通过克服和减少坏习惯、养成好习惯，增加自己的力量、勇气和自信。

　　社交习惯指我们在面对人际交往对象时产生的自动化反应，这些对象包括恋人、朋友、同事和熟人。而我们产生的反应包括自身信念、行为和反应模式。当你回家度假、和家人在一起时，当你在工作中看到上司时，当你在爱人脸上观察到某个表情时，你是否曾感受到，或进入了某种特定的信念、行为或反应模式当中？这些就是已形成的社交习惯，当你产生这些反应时，甚至不会去注意或细想。社交习惯可能会带来麻烦和冲突，但也可能会让人充满力量，加深对自己和他人的爱、温柔、自信、关怀。

由于边缘型人格障碍对社交习惯高度依赖，我们将要在这一章中学习如何强化和巩固社交习惯中好的部分，克服并减少有害的部分。我会在本章中列出破坏人际关系、降低满足感的 10 种不良社交习惯，以及加深感情（或建立感情）、提升信心的 10 种良好社交习惯。

## 10种不良社交习惯

不良社交习惯会带来人际关系中的麻烦、冲突和强烈的消极情绪。请勾选表 14-1 中对你的人际关系产生影响的习惯，包括爱人、孩子、父母、朋友、同事或他人。请不要过度思考，也不要仔细判断每一种习惯是否在你的人际关系中出现过。如果你认为自己有某种习惯，标记出来即可。

表14-1　不良社交习惯选择

| √ | 习 惯 | 影 响 |
|---|---|---|
| ☐ | 大喊大叫 | 当我们大喊大叫时，别人就不会再认真听我们说话，而是准备反击。认为自己说话声音越大，别人就越能听得进去，这是一个误解。 |
| ☐ | 表达憎恶 | 当我们表达憎恶时，别人就不再关注我们说的其他内容。这些表达会带来严重的伤害，让怨恨不断加深。 |

续表

| √ | 习 惯 | 影 响 |
|---|---|---|
| ☐ | 拒绝承认错误 | 当你固执地认为自己不曾犯错，或不会犯错，其他人就会认为你不够正直，你们关系中的信任和坦诚就会越来越少。 |
| ☐ | 说话模棱两可 | 当我们表达得模棱两可时，别人会很容易歪曲或误解我们的意思。这样会让他人对我们想传达的信息做出各种假设，我们也就很难达到自己的真正目的。说话模棱两可还会导致他人只能主观揣测我们的真正想法和需求。 |
| ☐ | 拒绝道歉 | 当我们拒绝道歉时，即使我们知道自己做错了，别人也会感觉暴怒、气愤和怨恨，认为我们冷漠无情、无法信任。 |
| ☐ | 互相指责 | 当我们因为关系中出现的问题指责对方时，他们会自我防卫，长此以往会导致怨恨不断累积。 |
| ☐ | 大声咒骂 | 当我们使用强烈、负面的语言表达时，别人就会进入自我防卫状态，不会认真听我们说什么，也不会努力理解我们想表达的情绪。 |
| ☐ | 贬损对方 | 当我们用侮辱性的名字称呼对方时，他们在愤怒的状态下进行自我防卫，长此以往就会导致怨恨不断增加。包括"开玩笑"式的侮辱性表达，例如把叫朋友"废物"当成玩笑话。 |
| ☐ | 只看到事物的一面 | 当我们拒绝接受其他观点时，就会陷入自己对事件和他人的固有认知，从而只能看到有限的事实。 |
| ☐ | 期待别人填满我们的"感情水池" | 一味期待别人来填满我们的"感情水池"只会给对方和两人的关系带来巨大压力。同时我们也会因为过度依赖而时常感到焦虑，生怕失去对方。 |

如果你勾画了大多数选项，不要责备或伤害自己，因为这些都是很常见的习惯。请花一些时间去探索自己的反应。

描述你选出的破坏性习惯在哪些方面影响了你看待自己的方式。

_____

_____

描述这些不良社交习惯对你的人际关系产生了哪些影响，包括你的爱人、孩子、父母、朋友、同事或他人。

_____

_____

在你或对方采取了不良社交习惯后，你会有哪些感受？

_____

_____

在你采取了不良社交习惯后，你的爱人、孩子、父母、朋友、同事或他人会有哪些感受？

_____

_____

下面让我们通过贝蒂的故事，看一下不良社交习惯如何造成麻烦、冲突以及强烈的消极情绪。此外，我也在括号中描述了她和迈克尔表现出的具体习惯。

有一天，贝蒂在医院连续值班了 14 个小时，很晚才到家，她的男友迈克尔平静、直接地问了她一句："工作上发生了什么事吗？怎么回来得这么晚？"

贝蒂当时很疲惫，随即感觉受到了冒犯。她认为迈克尔在指责她不坦诚、不忠实（扳机事件），于是说："我很累了，而且我也没有义务和你证明什么！你又不是我爸爸！你以为自己是谁？"（拒绝道歉）

听到这些话，迈克尔也提高了音量，嘲讽道："又来了，没问题时非要制造问题！就这样吧！"

贝蒂喊了回去："你这个混蛋！我讨厌你！你根本不知道我每天都经历了什么，你也根本不在乎！"（大声咒骂，贬损对方，大喊大叫，只看到事物的一面，表达憎恶，说话模棱两可，互相指责）

迈克尔的自卫本能让他立刻做出反应，他喊道："你为什么总是冲着我来！我做错了什么！"（大声咒骂，大喊大叫，拒绝道歉，拒绝承认错误）

贝蒂更加生气了，开始朝迈克尔扔书，然后是电视遥控器。她开始想象迈克尔马上就要冲出家门，永远离开她，一股巨大的空虚感开始在心中不断上升（期待别人填满我们的"感情水池"）。争吵不断加剧，直到贝蒂冲进卫生间，想要划伤自己，而迈克尔只能拼命敲门让她出来。

---

当采取不良社交习惯时，消极反应模式往往就会愈演愈烈，直到

两人之间的矛盾爆发，就像贝蒂和迈克尔这样。但是人际关系中的互动并不是非要发展成这种局面。人际关系是每个人生活的重要组成部分，因此我们希望能够帮助你培养能促进关系的良好社交习惯，同时消除和减少破坏关系的不良社交习惯。若想不断超越边缘型人格障碍，判断自己的社交习惯至关重要。

需要强调的是，贝蒂和迈克尔在上面的例子中都采用了不良社交习惯。虽然是贝蒂想要超越自身的边缘型人格障碍，但两人关系中的问题并不全是她的责任。也就是说，即使你做出了改变，对方也许仍会坚持自己的不良社交习惯。养成良好的社交习惯会让你在自身和人际关系上更有可能获得好结果，但你却无法强求他人。所以在阅读这一章和其他部分时，请记住：你可以首先做出改变、自我成长，但对方是否也会改变则取决于他们自己。

# 10种良好社交习惯

识别不良社交习惯是一个非常有效的练习，但这只是做出改变的第一步。下面我们要了解有哪些良好的社交习惯。这些习惯能够激发出人们在人际关系中的勇气和自信，加深你在自己和他人身上感受到的爱、温柔和关怀。

请勾选表14-2中对你的人际关系产生影响的习惯，包括爱人、孩子、父母、朋友、同事或他人。请不要过度思考，也不要仔细判断每一种习惯是否在你的人际关系中出现过。如果你认为自己有某种习惯，标记出来即可。请确保自己标记出所有你愿意学习的良好社交习惯，让自己朝着正确的方向不断努力。

表14-2　良好社交习惯选择

| √ | 习　惯 | 影　响 |
|---|---|---|
| □ | 使用平静、沉着的语气 | 当我们用低沉、缓慢、稳定的语气和别人讲话时，对方就更有可能认真听我们说话的内容，理解我们的意图，用更认真态度对待我们。 |
| □ | 表达同情 | 当我们带着善意和体贴与别人讲话时，对方会更加坦诚、放松，也更有可能配合我们，满足我们的意愿和需求。 |
| □ | 坦然承认错误 | 坦然承认错误是一种健康、真诚的积极做法，会让别人在交流时对你更加信任和开放。 |
| □ | 表述具体 | 当我们表述清晰而具体时，别人就更有可能理解我们意图和需求，我们也就更有可能实现自己的目的。具体的表述也会让人们无须进行主观揣测。 |
| □ | 主动道歉 | 当你主动道歉时，别人会感受到你值得信任、包容且真诚，因此他们也会带着同样的态度和你交往。 |
| □ | 对事不对人 | 只关注问题本身，不上升到本人及性格方面，这样就不会让对方出于本能去保护自己的骄傲和自尊。 |
| □ | 使用逐步缓解法 | 深呼吸，暂停下来。<br>用理智而不是情绪去回应。<br>告诉自己，你无须证明任何事情。<br>看到别人的观点，对其他选择保持开放的态度，而不是"一定要赢"。<br>如果你要提出反对意见，请平和地表达，并认识到需要妥协的可能性。 |

| | | |
|---|---|---|
| ☐ | 审视因哪些需求未被满足而感到愤怒 | 很多争论实际上都无关问题本身，而是来自于未被满足的需求、或深埋内心的伤疤。使用以"我"开头的句式，清晰表达自己的诉求。（例如，"你没有打电话告诉我你会晚回家时，我会感觉自己对你来说不重要"。） |
| ☐ | 相信一定有解决方法 | 争论时关注解决方法本身，而不是为了赢得争论而去争论。清楚自己争论的目的，以及两人之间怎样才能达成积极的结果。携手并进会比互相博弈更轻松 |
| ☐ | 在关系之外也同样爱自己 | 去做增加自信和自我欣赏的事情。学会不依赖外界证明去肯定自己的价值。最好的人际关系存在于两个有着完整人格的个体之间，而不是各有残缺、只能依赖他人。 |

在阅读以上内容时，你是否找到了自己的良好社交习惯呢？如果有的话非常好，没有找到也没关系，阅读本书的目的正是帮助你掌握这些方法。更重要的是，你对自己、对人际关系足够重视，才会有做出改变的强烈意愿。现在，请继续探索良好社交习惯对你的人际关系产生了哪些影响，或者在实践过程中可能会产生哪些影响。

描述你选出的良好社交习惯在哪些方面影响了你看待自己的方式。

_____

_____

描述这些良好社交习惯对你的人际关系产生了哪些影响，包括你的爱人、孩子、父母、朋友、同事或他人。

_____

_____

在你或对方采取了良好社交习惯后，你会有哪些感受？

_____

_____

在你采取了良好社交习惯后，你的爱人、孩子、父母、朋友、同事或他人会有哪些感受？

_____

_____

这次，让我们通过良好社交习惯的角度来看一下贝蒂和迈克尔之间发生的争论。

贝蒂在医院连续值班 14 个小时后才回到家。因为一位病患突发紧急情况，她多值了两小时班，下班之后她感到非常疲惫。当开车到了家门口，她做了一个深呼吸，突然想起自己忘了给迈克尔打电话，他一定非常担心（对事不对人，使用逐步缓解法）。她走进家门后，迈克尔平静、直接地问道："工作上发生了什么事吗？怎么回来得这么晚？"

贝蒂又深吸了一口气，听出了他话中的担忧和同情，同时也想到，自己不需要去证明任何事，随后回答道："对不起。我完全忘记给你打电话了。一名患者癫痫发作，治疗组的另一个人又请了病假，所以我必须一直等到情况得到控制才能

走。"（使用平静、沉着的语气，表达同情，坦然承认错误，表述具体，主动道歉）

迈克尔停顿了一下，坐在沙发中看向她。"我知道你工作一定很累，也非常努力，但你没打电话时，我真的很担心你是不是受了伤。下次请尽量打电话告诉我好吗？现在看到你没事我就放心了。"（审视因哪些需求未被满足而感到愤怒）

贝蒂回答道："谢谢你能理解。我真的很感激。下次我一定会打电话的。"（相信一定有解决方法）然后贝蒂走进房间去换衣服，她为自己能够保持冷静，而且避免冲突而感到自豪。（在关系之外也同样爱自己）

---

现在两人之间的这段互动，感觉完全不一样了，对不对？没有任何争吵、敌对和攻击，而是充满平静、耐心和友善。这正是良好社交习惯的力量，也是这些习惯能够帮助你超越边缘型人格障碍。

把不良社交习惯和良好社交习惯相比较，你是否能看到两者在影响你对自身和人际关系的看法上产生了哪些不同？不良社交习惯会带来恶劣、消极的影响，而良好社交习惯则会让人感到平静、减少迷茫。下面，我们将通过意象描述和实际操作去练习良好社交习惯的运用，让它们真正成为你可以使用的灵活、健康的反应模式。

# 运用良好社交习惯

意象描述是一个我们可以在日常生活中使用的工具。你是否无数次设想过某个情境会如何发展？或者某次对话会如何展开？我猜每个人都会有这种时候。因此我们同样可以使用意象描述来破除消极、不良的旧习惯，养成积极、良好的新习惯。为了养成一个新习惯，你需要首先想象自己亲身实践它的情境。这个方法也同样适用于学习新的运动、乐器和语言等。用良好社交习惯去消除和替代不良社交习惯的过程和学习轮滑相比并无区别：练习越多，就越熟练。

使用意象描述法会帮助你更好地掌握良好社交习惯，让你在遇到困境时能够运用自如。你可以设想的场景包括：和朋友或爱人在外用餐时发生矛盾、和孩子的老师意见相左、和朋友见面时其中一人迟到，或者同事说的话你不认可。类似用来练习的场景还有很多。为了帮助你开始练习，我在下面提供了一个范例，你也完全可以采用自己设想的场景进行练习。

范例场景：我正在开车接女儿放学回家的路上，她坐在后座。因为我到得有点晚，而且不想带她去快餐店吃晚餐，所以她在座位上大声哭闹。

1. 现在，找到一个安静的地方坐下来，让自己放松。深呼吸几次，让头脑清醒一些。

2. 在脑海中选择一个对象或多个对象（爱人、孩子、父母、朋友、或同事）。

3. 想象所处的环境。你们是在家里、办公室、车里、街上，还是别的地方？

4. 接下来想象你和这个人正在因为某个问题进行争论。也许你像贝蒂一样，回家晚了。也许你忘记了给对方打电话。也许你的孩子正在发泄情绪。

5. 然后想象自己在这些场景中去使用之前标记出的，以及希望学习和掌握的良好社交习惯，包括：使用平静、沉着的语气，表达同情，坦然承认错误，表述具体，主动道歉，对事不对人，使用逐步缓解法，审视因哪些需求未被满足而感到愤怒，相信一定有解决方法，在关系之外也同样爱自己。

6. 尽可能在想象时多加入一些细节。

7. 也要想一下对方可能会出现的反应。有可能这个人表现得很有礼貌，在认真听你说话，也有可能对方依然固执按照不良社交习惯行事，但你却没有因此动摇，依然坚定地遵循了良好的社交习惯。

8. 花几分钟时间觉察自己此刻的身体感受。再做几次深呼吸，让自己放松，然后重新进入想象的场景。

9. 这个场景会如何结束？你是否从始至终都坚持了良好的社交习惯？你们之间的紧张气氛是否逐步缓解？你是否冷静地应对了这个场景？对方是否走开了？

10. 在使用并坚持了良好的社交习惯后，进行身体扫描，评估自己的感受。你是否感觉内心的紧张、愤怒和烦躁没有那么强烈了？同时也感受到了更多希望、掌控感和力量？

下面，你可以自己想象一些意象描述的细节和场景进行练习。

## 良好社交习惯意象描述法

1. 描述一个可以坐下来并放松的安静的地方。

_____

_____

2. 在自己设想的场景中找出一个对象（或多个对象）。

_____

_____

3. 描述所处的环境。你们是在家里、办公室、车里、街上，还是别的地方？

_____

_____

4. 描述你和这个人（或这些人）进行的讨论或争吵。

_____

_____

5. 圈出下列你希望使用的良好社交习惯：

使用平静、沉着的语气表达同情

坦然承认错误

表述具体

主动道歉

对事不对人

使用逐步缓解法

审视因哪些需求未被满足而感到愤怒

相信一定有解决方法

在关系之外也同样爱自己

6. 尽可能详细描述自己如何使用良好的社交习惯进行应对。

_____

_____

7. 尽可能详细描述另一个人（或另一些人）的反应。

_____

_____

8. 描述你在练习时身体有哪些感受。

_____

_____

9. 尽可能详细描述这一情境如何结束。

_____

_____

10. 描述你在使用并坚持了良好的社交习惯后，自己有何感受。

_____

你可以在平时多进行这项书写练习。按照意象描述的 10 个步骤，不断强化良好的社交习惯。无论是在开车、沐浴，还是在打电话——任何时候、任何地方，你都可以进行这项练习。每天进行两到三次练习，掌握之后，你可以继续培养新的习惯。贝蒂做到了每天进行多次练习，包括将材料拿给其他护士或医生时、淋浴时，以及去健身房锻炼时。通过意象描述，她发现自己在最需要的时候，能更容易去运用和采纳良好的社交习惯，这一练习也帮助她去不断超越自身的边缘型人格障碍。

## ◇ 动摇并改变计划 ◇

利用下面的空间，把你从本章中学到的内容总结下来，真正掌握这些信息。

我从本章中学到的最有帮助的信息是：

1.＿＿＿＿＿＿＿＿＿＿＿＿＿＿＿＿＿＿＿

2.＿＿＿＿＿＿＿＿＿＿＿＿＿＿＿＿＿＿＿

3.＿＿＿＿＿＿＿＿＿＿＿＿＿＿＿＿＿＿＿

我希望练习的技巧是：

1._____

2._____

3._____

　　在阅读本章的过程中，我脑海中思考的是_____，
它能让我了解到_____

_____

　　到这里，你已经完成了这本书的第三部分！这是一个了不起
的成果，我希望在此向你表达我的敬意。在这一部分中，我们探
索了与边缘型人格障碍相关的消极行为和反应模式，并学习了如
何用灵活、健康的方法减少这些情况的发生。这些实用的技巧能
够帮助你以更加清晰、积极的方式继续前行。下面，我们会继续
探讨让边缘型人格障碍根深蒂固的核心问题。

　　在进行第四部分之前，我建议你能够阅读一下第三部分的总
结内容。总结内容对第三部分中的所有概念、实践和练习进行了
统一梳理，能够帮助你巩固学到的知识。

# THE
# BORDERLINE
# PERSONALITY DISORDER
# WORKBOOK

---

## 第四部分

# 重新开启人生，建立全新自我

THE BORDERLINE PERSONALITY
DISORDER WORKBOOK

# *15*

## 直击问题核心

多数边缘型人格障碍的表现症状，本质都源于童年和成长经历塑造的核心观念。这些核心观念影响着人们在感受到压力、抑郁、焦虑、恐惧、骄傲、快乐、自信、兴高采烈、被人抛弃、受到威胁、陷入困境等情绪时的想法、观点。核心观念并不都是消极的，然而消极观念却会进一步导致边缘型人格障碍的形成。并且，当某些人、某句话以及某个回忆、信念或情境让你感觉想起了过去，带来陷入困境的情绪感受，就会触发消极的核心观念。这种状态会带来强烈的负面情绪、迷茫和内心冲突，从而让我们竭尽全力想要去摆脱这些感受。对于边缘型人格障碍者不利的一点是，他们通常会自动进入默认的信念、行为和反应模式，导致自身症状进一步根深蒂固。

因此在本章中，我们将深入探讨核心观念这一话题，包括自动化的消极信念、行为和反应模式的根源和影响，以及应采取何种策略来减少消极的核心观念给人们生活带来的不利影响。我们将重点关注如何带领你重新开启人生，建立强大、自信的全新自我，帮助你掌握超越边缘型人格障碍的更多实用技巧。

如果在探索核心观念的过程中，你感到情绪被触发或过于强烈，可以使用我们在先前章节中学习过的策略进行应对。你可以随时暂停，并及时求助。等你做好了准备，再按照自己的节奏继续进行。

## 识别你的核心观念

核心观念根植于过去，而若想识别自己有哪些核心观念，你需要回顾过去有哪些经历影响了你如今看待自己、他人和世界的方式。这些重要的早期经历通常掺杂了强烈的情感关联，影响才会如此深远。因此，你也需要利用这些情感关联去识别和确定自己的核心观念，从而对它们有更全面深刻的认识。

首先，让我们看一下托尼有哪些核心观念，又是怎样去做的。

我的早期经历：妈妈总是对喝酒和她的男朋友们更感兴趣，而不是我。无论我需要辅导作业、练习骑车，还是其他任何事情，她永远把别人放在第一位。她总说我是她的失误，是失败者，我很碍事。

这些经历让我感到自己（核心观念）：毫无价值，无人关注。

托尼有很多类似的记忆，包括母亲对他说过很多伤人的话、忽视他、对他苛刻评价等。这些记忆让他感到自己毫无价值、无人关注，这些核心观念带来的影响直到今天依然存在。然而以上并不是托尼全部的核心观念。在他成长的过程中，也曾经有很多老师和教练对他充满信心，鼓励他去实现自己的目标。这些经历也让他感到自己具备能力和决心，也就是说，积极的核心观念同样影响着托尼如今看待自身和世界的态度。

因此，托尼的整个核心观念包括了"毫无价值、无人关注、有能力、有决心"。你可能会想："一个人怎么会有如此矛盾的核心观念呢？**怎么可能既感觉毫无价值、无人关注，又感觉自己有能力、有决心呢？**"这是个好问题。很多被诊断为患有边缘型人格障碍的人都会在内心体会到一种既矛盾又迷茫的感觉——可能你也有过类似的感受，这就是核心观念在进行自我梳理的过程。由于边缘型人格障碍来自于这种矛盾和迷茫，若想从中获得解脱和成长，就势必要努力减少自我冲突、理清困惑。

而第一步就是找到你的核心观念和早期经历之间的关联。请在下面的练习中，详细描述不超过 5 条核心观念，然后按照托尼的方式，用一到两个词语对每一条进行概括。这一练习对你来说会是一个独特的体验，所以请耐心完成。如果需要，你可以随时暂停，准备充分之后再回到练习上即可。如果你花了很久才完成练习，这也很正常。

我的早期经历：＿＿＿＿＿＿＿＿＿＿＿＿＿＿＿＿＿

这一经历让我感到自己（核心观念）：＿＿＿＿＿＿＿＿＿＿

我的早期经历：＿＿＿＿＿＿＿＿＿＿＿＿＿＿＿＿

这一经历让我感到自己（核心观念）：＿＿＿＿＿＿＿＿＿＿

我的早期经历：＿＿＿＿＿＿＿＿＿＿＿＿＿＿＿＿

这些经历让我感到自己（核心观念）：＿＿＿＿＿＿＿＿＿

我的早期经历：＿＿＿＿＿＿＿＿＿＿＿＿＿＿＿＿

这一经历让我感到自己（核心观念）＿＿＿＿＿＿＿＿＿＿

我的早期经历：＿＿＿＿＿＿＿＿＿＿＿＿＿＿＿＿

这一经历让我感到自己（核心观念）：＿＿＿＿＿＿＿＿＿＿

## 安排你的核心观念发展规律

现在，我们已经对你的核心观念，以及它们与过去经历之间的关联进行了梳理，下面让我们看看这些核心观念如何让你形成了对事件的消极应对方式，又是如何扰乱你与自身、他人和不同情境的联系。我们将按照整个发展规律中构成因素的先后顺序进行探讨，依次为核心观念的触发因素，辨认强烈情绪，识别消极信念、行为和反应模式，以及短期回报和长期后果。你可以通过对发展规律的分析看到核心观念背后的推动因素，从而具备掌控它们的能力。

首先，让我看一下托尼的核心观念发展规律。

当我的核心观念"毫无价值，无人关注"被触发，我感到（添加情绪描述）愤怒、难过、心碎、迷茫、绝望和极度悲伤。这些情绪导致我（信念、行为和反应模式）喝酒喝到不省人事，迫切想找到一个付出感情的对象，这样我才能感觉自己是有价值的、重要的。

这么做的短期回报是，我的情绪暂时得到了缓解。我感觉不再孤独、心碎，也忘了自己之前有多么受伤。我忘记了自己内心的伤疤，如果我成功找到了一个人，我会暂时感觉自己又有了价值。

这么做的长期后果是，我成了一个酒鬼，正常人都不愿和我相处。我很难坚持做一份工作，也很难维持一段关系。我不断纵容自己的边缘型人格障碍，直到它暂时得到满足，然后在它的摧残下一次又一次感到愤怒、难过、心碎、迷茫、绝望和极度悲伤。

完成这项练习后，托尼找到了自己消极核心观念背后的情感关联。他看到，正是这些情感关联驱使他为了减轻内心的强烈情绪，进入消极的信念、行为和反应模式。同时他也看到，自己做出这些行为都是为了获得一种暂时的安慰和掌控感。然而，这样却带来了严重的长期后果，例如酗酒、性关系混乱和不稳定的人际关系。

托尼的边缘型人格障碍狡猾地欺骗了他，你也在经历同样的事情。它引诱你相信暂时的安慰才值得追求，然而你自己、你的生活和整个人生却要因此承担更加长远和沉重的代价。不过你有做出改变的能力。你可以打破现有的发展规律，减少核心观念带来的影响，同时掌握更加灵活、健康的信念、行为和反应模式。在做这项练习时，请对自己耐心一些。慢慢去做，当情绪过于强烈时，先停下来。需要时也一定要及时求助，等你准备充分再回到练习上来。你可能需要进行多次练习，让自己的核心观念发展规律逐渐清晰。

当我的核心观念＿＿＿＿＿＿＿＿＿＿＿＿＿＿＿＿＿
被触发，我感到（添加情绪描述）＿＿＿＿＿＿＿＿＿＿＿＿。
这些情绪导致我（信念、行为和反应模式）＿＿＿＿＿＿＿＿
＿＿＿＿＿＿＿＿＿＿＿＿＿＿＿＿＿＿＿＿＿＿＿＿＿＿

这么做的短期回报是＿＿＿＿＿＿＿＿＿＿＿＿＿＿＿＿＿

　　这么做的长期后果是＿＿＿＿＿＿＿＿＿＿＿＿＿＿＿＿＿＿＿＿

　　刚刚我们已经对核心观念产生的根源和结果进行了探讨，下面让我们继续学习如何掌控和减少核心观念带来的影响。

## 掌控并减少消极核心观念

　　从核心观念被触发，到进入消极信念、行为和反应模式往往只需短短几秒。由于发生得太快，你也许认为不可能去控制这个过程，但事实并非如此。边缘型人格障碍恰恰希望你这么想，从而继续通过消极的信念、行为和反应模式去不断寻求暂时的安慰。

　　要想减少并掌控消极核心观念，其中一种方式就是采取必要的对策。顾名思义，对策即采取相应的行动，阻止危险或隐患的发生，或削弱其发生的可能性。就我们的目的来说，对策是你能够用来反抗消极核心观念的重要信息。例如，托尼的核心观念来自于童年和母亲相处的经历。她经常对托尼说非常伤人的话，让他感觉自己一无是处，她还不理会托尼的兴趣、成就，让他感觉自己毫无存在感。为了动摇这些核心观念，托尼必须找到能够证明它们错误的相关信息，也就是对策。

我的核心观念：毫无价值

证明以上核心观念错误的信息或对策：

1. 我是家里第一个大学毕业生，而且毕业后我收到了很多工作机会的邀请。

2. 好几个教练和学校看中了我的棒球水平，想要聘用我。

3._____

我的核心观念：无人关注

证明以上核心观念错误的信息或对策：

1. 我的朋友们会向我寻求支持和鼓励，而当我需要时他们也会同样帮助我。

2. 在人际关系中，我非常贴心、专注和友善。

3. 当我出色完成了工作时，周围同事会看到我的成果，而且他们非常认可我的计算机能力。

下面，请你来完成这项练习。如果你很难想到对策，那么想想人们对你的积极评价、自己过去的积极体验，以及成功克服过的挑战，即那些能帮你推翻消极核心观念的经历。你在练习的过程中可能会感到生疏或为难，这是很正常的。这种感觉是边缘型人格障碍设下的陷阱，引诱你只看到自己身上的消极方面。

## 消极核心观念的对策

我的核心观念：_____

证明以上核心观念错误的信息或对策：

1._____

2._____

3._____

我的核心观念：_____

证明以上核心观念错误的信息或对策：

1._____

2._____

3._____

　　边缘型人格障碍往往让你认为所有核心观念都是消极负面的，这显然不是事实。边缘型人格障碍会扭曲你看待自我、他人和不同情境的方式；反过来，这些扭曲的观点也会进一步影响你看待和解读核心观念的角度。我们将会在下一章中详细讨论这些扭曲的观点，但现在你需要了解的是，核心观念同时包括积极部分和消极部分，并且，分析核心观念的组成部分，对抗消极观念，鼓励积极观念，都会帮助你进一步掌控边缘型人格障碍。促进积极核心观念的方法之一就是找到支持证据，也就是能够证明积极核心观念正确性的相关信息。在托尼跳出边缘型人格障碍带来的扭曲观点、努力探索积极核心观念后，找出了自身两个核心观念中的支持证据。

我的积极核心观念：有能力

支持证据：

1. 我有足够的头脑去思考如何满足自己的需求。

2. 我有能力在极少出错的情况下完成很多复杂的任务。

3. 我能解出几乎任何谜语或数学题。

我的核心观念：有决心

支持证据：

1. 我一旦确定目标，就会认真规划，并且决不退缩。

2. 我不会轻易认输。无论是大学学业、棒球、还是工作，我都从不放弃。

3._____

下面，需要你来识别自身积极核心观念的支持证据。

不需要着急，慢慢完成就好。

## 自身积极核心观念的支持证据

我的核心观念：_____

支持证据：

1.＿＿＿＿＿＿＿＿＿＿＿＿＿＿＿＿＿＿＿＿＿＿＿＿

2.＿＿＿＿＿＿＿＿＿＿＿＿＿＿＿＿＿＿＿＿＿＿＿＿

3.＿＿＿＿＿＿＿＿＿＿＿＿＿＿＿＿＿＿＿＿＿＿＿＿

我的核心观念：＿＿＿＿＿＿＿＿＿＿＿＿＿＿＿＿＿

支持证据：

1.＿＿＿＿＿＿＿＿＿＿＿＿＿＿＿＿＿＿＿＿＿＿＿＿

2.＿＿＿＿＿＿＿＿＿＿＿＿＿＿＿＿＿＿＿＿＿＿＿＿

3.＿＿＿＿＿＿＿＿＿＿＿＿＿＿＿＿＿＿＿＿＿＿＿＿

## 成长脚本

掌控和减少消极核心观念绝不是"一蹴而就"的过程。在了解了消极核心观念对策和积极核心观念的支持证据后，我们将继续学习增加自身幸福感和赋予自我力量的方法。成长脚本是指你可以用来自我肯定、促进自我积极成长的表述。以下是托尼的成长脚本之一。纽约市是他最喜欢的一个地方，他在那里时把这个成长脚本录在了手机里：

当"毫无价值"的核心观念被触发时，我知道这并不是事实，因为我是家中第一个大学毕业生，而且毕业后遇到了很多工作机会，很多教练和大学也非常认可我的棒球水平，想要招聘我去工作。我并不是一文不值。我有无穷的价值。

托尼为自己的每一条核心观念都制作了多个脚本，还有一个包括了全部内容的更长版本。不管托尼走到哪里，只要有机会——无论是在纽约的街道上漫步时、出差时、坐飞机时、度假时，他都会播放这些脚本。无论是感到强大和自信时，还是感到辛苦和疲惫时，他都会去听一听。听这些脚本让他感觉自己时刻充满了超越边缘型人格障碍的力量。

以下开头能帮助你开始书写自己的成长脚本。请记住，你不需要自己录制这些脚本。你可以请求自己的爱人、朋友、咨询师，或任何在克服边缘型人格障碍过程中支持你的人来帮助你做这件事。用音频或视频的形式，或两种方式同时采用都可以。最重要的是尽可能多去听这些脚本。不断重复能够让你在最大限度上有所收获，从而在减少消极核心观念影响的同时增加自己的积极核心观念。

我知道我的积极核心观念＿＿＿＿＿＿＿＿＿＿＿＿＿＿＿＿＿＿

＿＿＿＿＿＿＿＿＿＿＿＿＿＿＿＿＿＿＿＿＿＿＿＿＿＿＿＿＿＿

是正确的，因为＿＿＿＿＿＿＿＿＿＿＿＿＿＿＿＿＿＿＿＿＿＿

＿＿＿＿＿＿＿＿＿＿＿＿＿＿＿＿＿＿＿＿＿＿＿＿＿＿＿＿＿＿

当我的消极核心观念 _____

_____

被触发，我知道这并不是事实，因为_____

_____

## ◇ 建立全新自我 ◇

利用下面的空间，把你从本章中学到的内容总结下来，真正掌握这些信息。

我从本章中学到的最有帮助的信息是：

1._____

2._____

3._____

我希望练习的技巧是：

1._____

2._____

3._____

在阅读本章的过程中，我脑海中思考的是_____，

它能让我了解到＿＿＿＿＿＿＿＿＿＿＿＿＿＿＿＿＿＿＿

＿＿＿＿＿＿＿＿＿＿＿＿＿＿＿＿＿＿＿＿＿＿＿＿＿＿

现在，你已经对自己的核心观念有所认识，也知道了它们如何影响你的消极和积极的信念、行为及模式，下面，让我们进一步探讨核心观念如何对你的自我认知，以及对他人和世界的认知造成扭曲，从而固化边缘型人格障碍。

# THE BORDERLINE PERSONALITY
# DISORDER WORKBOOK

# *16*

## 固化边缘型人格障碍的扭曲观点

在这一章中，我们将对边缘型人格障碍透视镜（即人们看待自身、他人和世界时对事实的扭曲观点）进行探讨，了解它如何扭曲你看待自我、他人和不同情境的方式，如何固化你的边缘型人格障碍，导致你始终顽固地坚持过去的消极信念、行为和反应模式。本章中讨论的技巧能够帮助你以一种更加真实的视角看待自我、他人和不同情境，从而掌握一种灵活、健康的反应模式，清晰、理智地去认识自己和这个世界。

## 你的边缘型人格障碍透视镜

当你最初打开这本书时，边缘型人格障碍也许已经困扰你多年，而且通过各种方式保持根深蒂固、难以动摇的状态。其中一种就是边缘型人格障碍透视镜，即你看待自身、他人和世界时对事实的扭曲观点。扭曲观点指的是歪曲或改变事情的真实面目，使其朝向错误或失真的方向发展。透过边缘型人格障碍透视镜看待事物，就像戴着一副验光结果不准确的眼镜，让你只能看到自身和周围世界消极的一面，进而影响到你对自己、他人和不同情境的想法及感受。正是这些扭曲的观点导致我们长期难以松动边缘型人格障碍的根基。

在边缘型人格障碍透视镜的影响下，人们会不断采取消极的信念、行为和反应模式去满足自身需求和愿望。这种做法虽然会带来短期回报，也会让人们承受更加沉重的长期后果。尽管如此，边缘型人格障碍者往往会固执地通过这个透视镜去看待事物，借此获得短暂的安慰。这样做的结果就是进一步固化了自身的边缘型人格障碍，从而形成一个闭合僵化的思维循环。然而，当你一旦开始了解自己的边缘型人格障碍透视镜，知道它会造成事实歪曲，你就有了动摇这些扭曲观点的机会——这种强有力的方法能够让你如其所是地看待自己、他人和不同情境，看到事情的全貌，而不只是消极的一面。

## 识别你的边缘型人格障碍透视镜

要知道边缘型人格障碍透视镜具体是怎么回事，让我们首先看一下贝蒂和男友罗伯特之间的关系。

贝蒂和罗伯特之间的感情极其热烈，但也很不稳定。罗伯特只要有机会就会让贝蒂感到难堪。例如，当年贝蒂在护士学校攻读硕士学位期间，罗伯特总是说她"愚蠢"，因为当护士根本没必要，也不应该有硕士学位。他会嘲讽贝蒂："护士只是发发药片，量量血压而已。"

有一天下午，贝蒂提前下班，回到家后发现罗伯特和一个陌生女人在网上聊天。他们互相嬉笑打趣，而贝蒂走进房间后，罗伯特开始取笑她，把她叫作"护士中的爱因斯坦"。然后和他聊天的女人也开始一起嘲笑贝蒂。

---

当贝蒂下定决心想要改变和超越自己的边缘型人格障碍时，她开始回顾边缘型人格障碍透视镜如何影响了她对自己、他人和不同情境的看法、感受。以下是她在这一部分练习中给出的答案。

我的边缘型人格障碍透视镜让我认为自己：是一个迷茫、空虚、陷入困境和孤独的失败者。我又一次体会到了妈妈曾经带给我的感受，就像没有人在乎我一样，而且我觉得自己没有资格当护士或做好任何其他工作。我被困在了妈妈过去常说的"又一段没有结果的关系"当中。

当我想到（写下生活中某个重要对象的名字）罗伯特时，我的边缘型人格障碍透视镜带来的想法和感受是：我必须把他留在我的生活中，否则我就会孤独终老。我只能忍受他的全部，因为没有别人想和我在一起。他是我能找到的最好选择，我应该为此高兴。我不值得更好的人，所以我应该接受现状。

当我想到（写下一个情境）他和另一个女人一起取笑我时，我的边缘型人格障碍透视镜带来的想法和感受是：我想伤害我自己，想大声哭喊和尖叫。我想朝他发泄，让他体会到我的感受。我想找一个人上床，任何人都可以，这样我就会感觉好一些，哪怕只有一小会。

贝蒂的边缘型人格障碍透视镜让她感到自己陷入困境，无法逃脱。她别无选择，只能忍受不断累积的负面情绪。这就是边缘型人格障碍让你相信和感受到的事实，这样你就无法摆脱它了。为了克服这个问题，请花一些时间去了解自己的边缘型人格障碍透视镜如何影响你看待自己、他人和世界的方式。请不要有任何保留和犹疑，尽情书写就好，因为答案并无对错。

我的边缘型人格障碍透视镜让我认为自己：＿＿＿＿＿＿＿＿＿＿

＿＿＿＿＿＿＿＿＿＿＿＿＿＿＿＿＿＿＿＿＿＿＿＿＿＿＿＿＿＿＿＿

当我想到（写下生活中某个重要对象的名字）＿＿＿＿＿＿时，我的边缘型人格障碍透视镜带来的想法和感受是：＿＿＿＿＿＿＿

＿＿＿＿＿＿＿＿＿＿＿＿＿＿＿＿＿＿＿＿＿＿＿＿＿＿＿＿＿＿＿＿

当我想到（写下一个情境）＿＿＿＿＿＿＿＿＿＿＿＿＿＿时，我的边缘型人格障碍透视镜带来的想法和感受是：＿＿＿＿＿＿＿

＿＿＿＿＿＿＿＿＿＿＿＿＿＿＿＿＿＿＿＿＿＿＿＿＿＿＿＿＿＿＿＿

请在下列空白处，列出你希望通过这项练习去改善的人际关系（爱人、家人、领导、同事、朋友）和情境（排队、员工会议、教导孩子）。

_____

_____

刚刚我们讨论了边缘型人格障碍透视镜如何影响你对自己、他人和不同情境的看法、观点以及感受。这并不是一件容易去做的事，但却值得去做，所以你应该为自己能够勇敢行动给予高度肯定。

当然，我们也清楚，边缘型人格障碍透视镜正是让症状不断发展的原因所在，它让你的消极信念、行为和反应模式顽固不化，让你很难改变自己的行事方式。之所以会产生这种状况，是由于边缘型人格障碍催生了消极因素的思维循环，正是这个思维循环令你困在了当前的现状当中。

## 边缘型人格障碍透视镜下的思维循环

边缘型人格障碍透视镜会不断带给你奖赏。若非如此，也许很早之前你就能摆脱它了。由于始终保持高度警惕的状态，你的眼中只有这个世界带给你的烦恼和伤害，内心时刻充满诸如怨恨、恐惧、不信任、被抛弃、空虚、愤怒等各种带来困扰和压力的情绪。扭曲的观点导致你不断陷入消极信念、行为和反应模式。这种状态会带来短期回报，让你获得一种短暂和表面上的错觉，以为自己对生活充满掌控感。由于感受上得到了满足，边缘型人格障碍透视镜催生的思维循环就会持续不断地进行下去。

下面让我们看看在贝蒂和罗伯特的关系中，这种思维循环是如何运作的。贝蒂根据过去和妈妈相处的经历，认为罗伯特对待她的方式是情有可原的。在成长的过程中，妈妈经常外出时把贝蒂一个人留在家里，或者当她带别的男人回来时，会把贝蒂锁在自己的房间里。贝蒂的妈妈永远优先考虑别人，让贝蒂时刻感觉自己遭到抛弃、内心空虚。这些经历让她的消极核心观念（被抛弃、空虚感）越来越牢固，让她情愿放弃自己的尊严和决心，不再去主动寻求更美好的人生。她的核心观念也体现在同罗伯特的关系当中。她不断忍受这种虐待、无视和刻薄的态度，认为这就是有人陪伴必须付出的代价，因为她坚信别人这么对待她没有错，而自己只能接受。

这种思维循环不断强化着贝蒂的消极信念，让她相信这个世界是如此令人痛苦、孤独、危险和可怕，周围所有人都是痛苦的根源，最终都会离她而去。她在情感上和身体上与别人保持距离，忍受自己的孤独，忍受罗伯特对待她的方式，借此获得一种短暂的安慰，以为这样自己的压力和焦虑就会少一些。让我们通过下面贝蒂在练习中的回答，来看一下她从边缘型人格障碍透视镜中获得了哪些好处。

根据我的边缘型人格障碍透视镜，如果我认为或相信自己残破不堪、影响不好、没有存在价值，而且会一直孤独，无人在意，那么（信念、行为和反应模式）我会先把别人推开，让他们没有机会抛弃我，让我伤心。这么做的好处是（边缘型人格障碍透视镜带来的短期回报）我保护了自己，获得了安全感。

根据我的边缘型人格障碍透视镜，如果我认为或相信别人永远在拖累我，阻止我获得成功、实现目标，而且只会欺骗我，那么（信念、行为和反应模式）我会时刻准备在他们要伤害我或离开我的时候进行反击。这么做的好处是（边缘型人格障碍透视镜带来的短期回报）我会在别人伤害我之前先伤害对方，这么做让我有安全感，因为所有人最后都会离开我。

从贝蒂的例子中，你注意到了这个思维循环是如何形成的了吗？她会通过自己的边缘型人格障碍透视镜去看待一件事，然后进入自己的消极信念、行为和反应模式，从中获得相应的回报。即"如果/那么"的思维循环。如果贝蒂看到并相信自己生活中发生的这些事件，那么她就会用一种能够带来短期回报、让自己有安全感和掌控感的方式做出反应，于是这个思维循环就会一直进行下去。

下面让我们通过你的边缘型人格障碍透视镜来审视这一思维循环，识别它带来了哪些你认为的短期回报。

根据我的边缘型人格障碍透视镜，如果我认为或相信_____

_____

_____

那么（信念、行为和反应模式）_____

_____

_____

这么做的好处是（边缘型人格障碍透视镜带来的短期回报）_____

_____

_____

根据我的边缘型人格障碍透视镜，如果我认为或相信_____

_____

_____

那么（信念、行为和反应模式）_____

_____

_____

这么做的好处是（边缘型人格障碍透视镜带来的短期回报）_____

_____

_____

根据我的边缘型人格障碍透视镜，如果我认为或相信_____

_____

_____

那么（信念、行为和反应模式）_____

_____

_____

这么做的好处是（边缘型人格障碍透视镜带来的短期回报）_____

_____

_____


　　通过识别边缘型人格障碍透视镜催生的思维循环，你看到了由此产生的扭曲观点，从而具备了利用自己的真实视角去打破这一循环的能力。


## 你的真实视角

　　真实视角指的是不歪曲事实，看到世界本来的样子。而带着真实视角看待事物就像戴着一副验光结果准确的眼镜：你能够更加清晰、准确地看待自己、他人和不同情境。

　　请记住，真实的视角并不意味着你的所有想法都是积极和美好的。它是指用一种更加平衡、真实的态度看待生活，如其所是地看到事物积极和消极的方面。撕开外表包裹的表象，你会更加坦诚地面对自己的核心观念，从而加强积极的部分，减少消极的部分。

和所有技巧一样，打破边缘型人格障碍透视镜、建立自己的真实视角需要付出时间和努力。所以请尽可能多加练习。掌握这些技巧之后，你将会发现自己变得更加强大，既能收获短期回报，也能享受长期收益，与自己和他人的关系也会更加融洽。

## 识别你的真实视角

真实视角建立在平衡的基础之上，当你处于平衡状态，就会感到平静、专注、清醒；反之，当你通过边缘型人格障碍透视镜去看待事物时，就会有一种失衡感，让自己被各种消极想法和情绪左右。由于你已经长久习惯依赖于边缘型人格障碍透视镜，所以识别和强化自己的真实视角一开始可能会有些难度。让我们首先看一下贝蒂的例子，以帮助你更好地开始。

如果采用真实视角，那么我会感到放松和平静。我能够更加集中精神，不急不躁地理清自己的想法。如果我对未来感到焦虑，那么我会去感知自己当下所在的地方，以及此刻的内心感受。当我感知自己的一呼一吸，就会意识到，如果我能控制自己的呼吸，就能更理智地去看当下情境，也能平衡自己的想法，识别什么是最好的做法。

对贝蒂来说，这些都是非常有用且充满力量的想法和感受。这些真实视角或减少、或消除了边缘型人格障碍让贝蒂产生的扭曲观点、自我矛盾和内心困惑，让她能够更好地利用在本书第三部分掌握的积极反应模式去应对不同的人和情境。开始采用积极模式后，她发现并不需要通过伤害自己和他人的方式来满足内心的愿望和需求，也更有可能同时收获短期回报和长期收益。下面，请写下你自己的真实视角。

为了达到一种平静、专注、清醒的状态，请跟随以下步骤进行：

1. 找到一个安静、舒适的地方，坐下或躺下。

2. 进行一次正常呼吸，然后是一次深呼吸。通过鼻腔缓慢地吸一口气，让新鲜的空气充盈你的肺部，感受自己的胸腔和小腹慢慢地鼓起。让你的腹部达到完全舒张的状态。

3. 自由选择用鼻腔或口腔将空气缓慢排出。重复几次上述步骤，直到你感到平静、专注和清醒。

现在，写出你在这种状态下脑海中的所有事物。不要保留或犹疑。假如边缘型人格障碍透视镜开始干扰你，让你陷入消极、压抑和扭曲的想法、头脑画面或信念当中，请在头脑中想象它们滑倒在油腻的地面上，然后迅速滑出了门外消失不见的场景。只允许那些让你感到平静、专注和清醒的想法留在脑海中。如果你很难找到平衡的感觉，可以利用第 13 章中的正念或书中其他技巧来帮助自己。写下自己的真实视角后，请完成下列提示点，然后花一些时间去理解消化。

如果采用真实视角，那么 _____

_____

描述你在平静、专注和清醒状态下的心理（想法和头脑画面）、情绪（感受）及生理（身体感受，例如心跳变慢）状态。

_____

_____

描述在识别出真实视角后，你对自己有了哪些了解（例如真实视角的力量，自我掌控的优势等）。

_____

_____

在这一步的基础上，让我们继续强化你的真实视角，帮助你掌控自己看待世界并回应它的方式。

## 强化你的真实视角

这一部分练习能够让你更好地理解自己的真实视角，以及它如何影响你看待自己、他人和不同情境的方式。通过学习，当又一次产生采用边缘型人格障碍透视镜的冲动时，你也可以更有力地去识别和抑制这种渴求。在练习的过程中，边缘型人格障碍透视镜可能会给你带来干扰，所以也请记得，平静、专注、清醒时的感受和想法才是真实视角的根基。在这一过程中，你也许会看到对自己身上不满意的地方，他人身上对你不利的，或你不希望承认的事实，或者以往经历中你觉得自己别无选择的时刻。诚实面对它们虽然很难，但对于超越边缘型人格障碍来说却极其重要。竭尽全力，不再让边缘型人格障碍继续控制你的生活。

　　和以往任何练习一样，对自己抱有耐心。你在学习一个新技巧，一个看待世界的新方式，所以按照自己的节奏进行就好。如果你在练习中内心产生了太多的想法、头脑画面和信念，或感到情绪过于强烈，请暂停下来，去求助一个积极乐观的朋友或心理健康专家，等你准备好了，再回到练习上来。

　　当我用真实视角看待自己时，我看到、感到或想到的是：_____

_____

_____

　　当我通过真实视角想到（写下生活中一个重要的人）_____
时，我看到、感到或想到的是：_____

_____

　　当我通过真实视角看到、感到或想到（写下一个情境，例如与人

争论，正在工作，或被谈话）_____

时，我看到、感到或想到的是：_____

_____

现在，你已经了解了自己的真实视角，以及它怎样影响你看待自己、他人和不同情境的方式，接下来你需要继续探索如何形成真实视角下的思维循环。这种思维循环是支撑积极信念、行为和反应模式的基础，它会帮助你与自己和他人建立更加健康的联系。

## 真实视角下的思维循环

真实视角和边缘型人格障碍透视镜一样，也会形成一种思维循环。当通过真实视角去看待自己、他人和世界，你会看到自己真正拥有的优势和力量，也能看到自己做出积极改变后拥有的所有选择。这种状态会让你更有可能同时收获短期回报和长期收益。通过努力得到回报后，你也会更愿意继续通过真实视角看待这个世界。在此之前，让我们首先通过贝蒂的经历，看一下她如何消除自身的边缘型人格障碍透视镜，通过真实视角面对她和罗伯特之间的关系。

通过自己的真实视角，我看到的是，罗伯特对我很刻薄，丝毫不尊重我，而且用极其卑鄙、虚伪、粗暴的态度对待我。我看到他和其他女人在网上聊天，根本不管偿还账单和打扫房间。他和我妈妈一样，都带给我相似的感受。

如果我相信这些事实，那么（真实视角带来的奖励）我知道自己需要做出改变。我认识到自己不应该被这样对待，我相信自己一定会遇到一个温和、体贴和尊重我的人。我聪明、强大、有能力、有价值。我知道自己是有选择的。

通过真实视角，贝蒂意识到自己聪明、强大，是一个有能力、有价值的人。她坚信自己是罗伯特遇到过的最好选择，也清楚自己已经受够了他的粗暴对待。认清事实之后，她立刻行动，离开了罗伯特，开始了自己的新生活。现在，她感到自己充满力量和掌控感，有足够的能力做出改变。真实视角带给她正面的感受和积极的结果，从而让她更愿意在其他情境下做出同样的选择。

你是否注意到，真实视角下的思维循环同样遵循了"如果/那么"这一顺序呢？

如果贝蒂通过真实视角看待这个世界，相信自己的看法，采取合理的行为方式，那么她就会获得看待自我的积极角度，从而勇敢行动，为自己争取更好的结果，例如找到一个真正善良、体贴的男朋友。这一思维循环对你也会同样适用。反之，如果你通过边缘型人格障碍透视镜去看待世界，就会催生出消极的思维循环。现在，你需要识别自己真实视角下的思维循环，以及这种思维循环能带给你哪些真正的好处。

通过自己的真实视角，我看到的是 _____

_____

如果我相信这些事实，那么（真实视角带来的奖励）_____

_____

通过自己的真实视角，我看到的是 _____

_____

如果我相信这些事实，那么（真实视角带来的奖励）_____

_____

真实视角让人们充满力量，但同时也会令我们感到畏惧。有这种心理反应很正常，因为尝试新事物总是会让人心生胆怯。长久以来，你已经太过习惯于依赖自己的边缘型人格障碍透视镜，但现在你已经有了全新的面貌，也在逐渐形成全新的视角。

同以往一样，掌握这些技巧需要你付出不断的努力和持续的耐心，练习得越多就会越熟练。在你和爱人、家人、孩子相处的过程中出现问题时，请记得去利用自己真实视角下的思维循环。在工作中，或者和朋友相处时，当遭遇让人沮丧或触发情绪的情境，也尝试去使用这种技巧。无论何时，只要你需要，都可以一次又一次地重复这项练习。利用真实视角能够帮助你建立自我掌控感，让你充满力量。在超越边缘型人格障碍的道路上，这是不可或缺的一部分。

## ◇ 建立全新自我 ◇

利用下面的空间，把你从本章中学到的内容总结下来，真正掌握这些信息。

我从本章中学到的最有帮助的信息是：

1._____

2._____

3._____

我希望练习的技巧是：

1._____

2._____

3._____

在阅读本章的过程中，我脑海中思考的是_____，它能让我了解到_____

_____

现在，相信你已经逐渐摒弃了通过边缘型人格障碍透视镜看待世界的方式，下面让我们继续讨论那些对你造成阻碍的灾难化恐惧、想法和期盼。

# THE BORDERLINE PERSONALITY DISORDER WORKBOOK

# *17*

## 摆脱灾难化的恐惧、信念和期盼

厌恶和焦虑等负面情绪是灾难化的恐惧、想法和期盼存在的基础，这种情绪会让人们产生消极的想法，例如，自己被打击和伤害理所应当，或者全世界充满了痛苦和孤独。这些灾难化情绪同你的边缘型人格障碍以及核心观念相伴相生，通常与你生活中的某些对象紧密相关，这些对象往往出现在过去的消极经历当中，而正是这些经历催生了你的核心观念。你的边缘型人格障碍之所以难以动摇，让你不断陷入消极的信念、行为和反应模式，正是因为灾难化的恐惧、想法和期盼以及消极核心观念和边缘型人格障碍透视镜等多种因素共同作用的结果。这些恐惧、想法和期盼会在你的人际关系和日常生活中造成各种问题，带来的结果就是：你虽然能获得一些短期回报，但却要承受更加沉重的长期后果。在这一章中，我们将会帮助你识别、解读、松动和改变这些灾难化情绪。

## 识别生活中的特定对象

我们之所以产生灾难化的恐惧、想法和期盼，多数情况下都和我们与身边亲近的人如何交往有关。这些人在我们成长的过程中往往扮演着很重要的角色，而其中一些人同你的核心观念和扭曲观点的形成尤其紧密相关，进而也影响到你看待世界的方式。我在这里使用了"特定对象"一词来概括，但对大多数人而言，影响其成长过程的对象不止一人，而这些对象都或多或少地促成了他们边缘型人格障碍的形成。也就是说，你也可能只有一个特定对象，这是很正常的。

特定对象带来的影响非常大，因为你往往已经在成长的过程中不知不觉将他们融入了自己的生活，分享和他们同样的感受、信念、价值和期待，因此你看待自己和他人的方式，以及在具体情境下的反应模式自然也会受到影响。由于这一前提的存在，你在特定对象身上会同时感受到愤怒、暴躁、怨恨、敌意，以及爱恋、体贴和渴求的情绪，也就不奇怪了。这些复杂矛盾的情绪会让你感到困惑不解，从而让边缘型人格障碍的根基更加难以动摇。

托尼在回顾了自己的早期经历和相关的核心观念之后，识别出了自己的特定对象。

*我的早期经历：妈妈总是更在乎喝酒和她的男朋友们，而不是我。当她的男朋友们需要她的时候，她就会忽视我、不管我，而且那些人*

永远都需要她。她既不来看我的棒球比赛，也不参加我的大学毕业典礼。她甚至不管我选择哪所大学，因为她只想喝酒，和她的男朋友们待在一起。

我的核心观念：毫无价值，无人关注

我的特定对象：妈妈

看起来上面只是托尼的经历之一，而在他成长的过程中，类似的事情曾一次又一次地发生过。这就是形成核心观念的一类典型早期经历。托尼也可以写出生活中和前女友、教练、朋友、同事和其他人等有关的经历，因为他们对于托尼的边缘型人格障碍形成都造成了某种程度上的影响，但最终，他选择了对自己影响最大的一个对象。

这一部分早期经历和其催生出的核心观念（毫无价值、无人关注）一直伴随着托尼的生活，与他的消极信念、行为和反应模式如影随形。这些核心观念让托尼害怕做出改变，始终对自己的现在和未来带着非常消极的信念和一种灾难化的期待，认为自己只能不断失败、忍受妈妈的忽视，以此来得到她的爱、关注、肯定、谅解、尊重和钦佩。所以，托尼在梳理了自己的早期经历和相关的核心观念后，找到了他的特定对象：他的妈妈。

下面，你需要写下自己的答案。这项练习的目的是通过梳理你的早期经历和相关的核心观念，找出你的特定对象。首先，你需要在感到平静舒适的前提下，尽可能详细地描述一段让自己记忆深刻的早期经历。这段经历应该是你在成长的过程中亲身经历或目睹的事件，给你留下过极其深刻的印象，并且影响了你看待世界的方式。接下来，你需要识别出与这段经历相关的核心观念，然后是与经历相关的某个人或某些人——也就是你的特定对象——这也是早期经历中的核心部分。这些特定对象可能直接导致了这段经历的发生，或让事态恶化，又或者影响了你对于事件的整体感受。如果你发现自己陷入了回忆当中，或需要帮助，请记得使用书中简介部分的自救 (HELP) 四步法。如果需要，可以使用额外纸张书写。

我的早期经历：＿＿＿＿＿＿＿＿＿＿＿＿＿＿＿

＿＿＿＿＿＿＿＿＿＿＿＿＿＿＿＿＿＿＿＿＿

我的核心观念：＿＿＿＿＿＿＿＿＿＿＿＿＿＿＿

＿＿＿＿＿＿＿＿＿＿＿＿＿＿＿＿＿＿＿＿＿

我的特定对象：＿＿＿＿＿＿＿＿＿＿＿＿＿＿＿

我的早期经历：＿＿＿＿＿＿＿＿＿＿＿＿＿＿＿

＿＿＿＿＿＿＿＿＿＿＿＿＿＿＿＿＿＿＿＿＿

我的核心观念：＿＿＿＿＿＿＿＿＿＿＿＿＿＿＿

＿＿＿＿＿＿＿＿＿＿＿＿＿＿＿＿＿＿＿＿＿

我的特定对象：＿＿＿＿＿＿＿＿＿＿＿＿＿＿＿

我的早期经历：_____

_____

我的核心观念：_____

_____

我的特定对象：_____

我们刚刚已经对早期经历、核心观念和特定对象之间的关联进行了梳理，下面让我们继续揭示与此紧密相关的灾难化恐惧、想法和期盼。

## 揭示灾难化的恐惧、想法和期盼

所有人都渴望得到爱、肯定、谅解、尊重、钦佩和关注，但边缘型人格障碍会扭曲你获得它们的方式。你会因此认定自己需要通过消极信念、行为和反应模式去获得满足感，从而只得到了短暂回报，却抛弃了长期的稳定、幸福和成长。但你可以扭转这一局面。

让我们先回到托尼和母亲的经历中，看一下他如何通过这个练习进一步认识自己的灾难化恐惧、想法和期盼。

我的特定对象：妈妈

我的早期经历：妈妈总是更在乎喝酒和她的男朋友们，而不是我。

当她的男朋友们需要她的时候，她就会忽视我、不管我，而且那些人永远都需要她。她既不来看我的棒球比赛，也不参加我的大学毕业典礼。她甚至不管我选择哪所大学，因为她只想喝酒，和她的男朋友们带在一起。

这段经历让我产生了毫无价值和无人关注的核心观念，从而让我非常害怕没有人会在乎我，或认可我的行为和成就。无论在哪里我都是没有价值、无人关注的。

这些恐惧让我相信没有人会真正在乎我，我永远都是不重要的那个人。我生活中的所有人都不会优先选择我。我无法实现自己的目标，也不知道自己的目标是什么，所以只能随波逐流。

这些信念让我期盼我妈妈的所有男朋友都会离她而去，让她一无所有，痛不欲生，这样她才能看到我的存在，意识到我的价值、目标和能力。

托尼写出了所有的恐惧、想法和期盼，说明他正视和承认了自己的内心。托尼对妈妈的这种报复性幻想并不罕见，你对自己的特定对象可能也会产生同样的想法。很多人会在内心深处渴望报复自己的特定对象，希望他们经受同样的痛苦，或者用某种方式去折磨或惩罚他们。有这些想法和感受非常正常，但同样重要的是，你需要从内心深处真正承认这些想法的存在，意识到它们如何左右了你的行为。

现在，需要你去揭示自己的灾难化恐惧、想法和期盼，并了解它们给你带来了哪些影响。在完成练习的过程中，请参照以下提示点：

### 恐惧

- 我担心自己的特定对象会……

- 我害怕如果……就会发生……

- 我害怕如果我不去……这些特定对象就会……

### 信念

- 我坚信自己的特定对象会认为我……

- 当我想到特定对象以及他们对我的看法，我坚信他们会……

- 根据以往我和特定对象相处的经历，我坚信……

### 期盼

- 当我想到自己的特定对象，我期盼他们……

- 我期盼自己的特定对象会去……

- 我期盼自己的特定对象能想到、感受到、认识或体会到……

不要着急，尽你所能去完成练习即可。没有所谓正确或错误的答案。如果需要，请不要忘了我们自救 (HELP) 四步法。

我的特定对象：＿＿＿＿＿＿＿＿＿＿＿＿＿＿＿＿＿

我的早期经历：＿＿＿＿＿＿＿＿＿＿＿＿＿＿＿

＿＿＿＿＿＿＿＿＿＿＿＿＿＿＿＿＿＿＿＿＿＿

这段经历让我产生了＿＿＿＿＿＿＿＿＿＿＿＿＿

的核心观念，从而让我非常害怕＿＿＿＿＿＿＿＿＿

＿＿＿＿＿＿＿＿＿＿＿＿＿＿＿＿＿＿＿＿＿＿

这些恐惧让我相信＿＿＿＿＿＿＿＿＿＿＿＿＿＿

＿＿＿＿＿＿＿＿＿＿＿＿＿＿＿＿＿＿＿＿＿＿

这些信念让我期盼＿＿＿＿＿＿＿＿＿＿＿＿＿＿

＿＿＿＿＿＿＿＿＿＿＿＿＿＿＿＿＿＿＿＿＿＿

通过揭示自己的灾难化恐惧、想法和期盼，下一步你将继续探索它们在你的过去、当下和未来分别占据了什么样的地位，从而动摇它们的根基。

## 动摇灾难化的恐惧、想法和期盼

想要动摇并克服自身的灾难化恐惧、想法和期盼，首先要确定它们在哪些方面对你产生的影响最大，并且想象自己的生活如果没有它们会是什么情形。在此基础上，你也需要建立自身灵活、健康的信念、行为和反应模式。

花一些时间慢慢完成这项练习，但无须过度思考。在读完下列提示点后，让思绪自由流动，暂时放下边缘型人格障碍的不利影响，尽力探索内心的恐惧、想法和期盼。在超越边缘型人格障碍的过程中，你可以不断重复这项练习。我会先举出托尼的例子作为参考。

我的特定对象、早期经历和核心观念之所以共同产生了这些灾难化的恐惧、想法和期盼，是因为它们让我认为自己别无选择，只能让边缘型人格障碍控制我的生活，从而导致我不断伤害自己、他人，白白浪费人生中的各种机会。我的生活之所以变成这种状态，是因为我始终害怕自己不够好，认定自己会失去一切，并且期盼边缘型人格障碍会帮我得到自己始终渴求又无法得到的爱和体贴。

灾难化的恐惧、想法和期盼让我止步不前，因为它们让我盲目相信自己的母亲，虽然有时会感到现实让人无比痛苦，但我会对这种熟悉的感觉产生依赖。我的不安、恐惧、迷茫和矛盾，导致我酗酒、出轨，亲手毁掉自己拥有的一切。

灾难化的恐惧、想法和期盼让我做出自我毁灭的行为，因为它们让我陷入自动化的消极信念、行为和反应模式，包括酗酒、到处找人上床、不断追求各种女人，想得到哪怕一点点被认可的感觉。我把自己的能力和决心抛到一边，在痛苦中放纵自己，等待某个人出现把我从毫无价值和无人关注的悲惨想法中解救出来，但我认识的永远只有同样消极的人，而他们也根本不想拯救我。相反，他们的出现只会让我在脑海中不断放大母亲对我的看法，放大我内心孤独、悲伤和一文不值的感受。我会轻易地做出一些自我毁灭的事情。

如果没有了这些灾难化的恐惧、想法和期盼，我认为自己的人生会更加坦荡。我将有能力识别身边的人身上有哪些优点和缺点，只要我自己不想，他们的意见和行为就无法影响我。我会更深刻地了解和控制自己的情绪，不会再受到特定对象（我的妈妈）的操纵和逼迫。我有能力掌控自己的生活。

我的生活此刻很幸福，因为我和自己喜欢的人建立了亲密关系，而且她非常尊重我。我们都知道彼此之间的界限在哪里。如果我在工作上表现出色，我能感受到他人的认可，这会让我的一天充满成就感。

如果没有了这些灾难化的恐惧、想法和期盼，我将能够做真实的自己，抛开边缘型人格障碍透视镜去看待生活，利用正念技巧去控制情绪，我的人生充满了无限可能。我将能够控制情绪按钮和扳机事件触发的一系列反应，因为过去的思维循环和自我憎恨的情绪已经无法再影响我。

看到了托尼的回答后，现在请你花一些时间写下自己的答案。

我的特定对象、早期经历和核心观念之所以共同产生了这些灾难化的恐惧、想法和期盼，是因为它们＿＿＿＿＿＿＿＿＿

＿＿＿＿＿＿＿＿＿＿＿＿＿＿＿＿＿

我的灾难化恐惧、想法和期盼让我止步不前，因为它们＿＿＿＿

我的灾难化恐惧、想法和期盼让我做出自我毁灭的行为，因为它们_____

如果没有了这些灾难化的恐惧、想法和期盼，我认为自己的人生会_____

我的生活此刻很幸福，因为_____

如果没有了这些灾难化的恐惧、想法和期盼，我将能够_____

## 强化灵活、健康的希望、信念和期待

在学习了如何动摇自己的灾难化恐惧、想法和期盼后，下面你需要找出并强化自己灵活、健康的希望、信念和期待。这些积极想法能够推动你继续前行，让你感到平和、自信和清醒，帮助你以一种更加包容、坦诚的方式获得内心渴求的爱、肯定、谅解、尊重、钦佩和关注。随着你付出的耐心和努力不断增加，过去的边缘型人格障碍模式将被灵活、健康的新模式逐渐取代。

第一步是回顾你在第 15 章中梳理的积极核心观念，并给出一个简要的例子。

我的积极核心观念：_____

我的积极核心观念让我感到充满希望，因为我能够_____

_____

我的积极核心观念让我相信_____

_____

我的积极核心观念让我期盼_____

_____


积极的核心观念是充满力量的。它们能够赶走你内心的灾难化恐惧、想法和期盼。请花一些时间来完成下列提示点。

我知道自己的未来充满希望，因为_____

_____

当时，我能够更好地掌控自己的想法、感受和行为，因为_____

_____

为了获得平和、平静、自信和清醒的状态，我会_____

_____

通过_____，我能够对自己更加友善。

通过_____，我能够对别人更加友善。

有了更加灵活、健康的希望、信念和期待，我可以_____

_____

时常温习这些积极的核心信念，强化你面对未来的自信，让自己既能享受当下的回报，也能收获长远的益处，无论是在面对自己还是他人时都能保持情绪稳定。

◇ **建立全新自我** ◇

利用下面的空间，把你从本章中学到的内容总结下来，真正掌握这些信息。

我从本章中学到的最有帮助的信息是：

1._____

2._____

3._____

我希望练习的技巧是：

1._____

2._____

3._____

在阅读本章的过程中，我脑海中思考的是＿＿＿＿＿＿＿，
它能让我了解到 ＿＿＿＿＿＿＿＿＿＿＿＿＿＿＿＿＿
＿＿＿＿＿＿＿＿＿＿＿＿＿＿＿＿＿＿＿＿＿＿＿＿＿

我们在这一章中学习了如何克服灾难化的恐惧、想法和期盼，
以及如何形成积极健康的希望、信念和期待，下面我们将探讨在
超越边缘型人格障碍的过程中造成阻碍的防御机制。

# THE BORDERLINE PERSONALITY DISORDER WORKBOOK

## *18*

### 防御机制和积极应对策略

在这一章中，我们将了解边缘型人格障碍中的消极防御机制，同时培养健康、灵活的防御机制，让你能够更有效地应对人际交往和生活中的不同情境。

## 什么是防御机制？

作为一种心理学工具，防御机制能够满足我们的心理需求，保护我们的核心观念。同时，它也影响着我们如何看待、理解和应对现实生活以及人际交往。每个人都有自己的防御机制。你有哪些防御机制、何时采用防御机制以及哪些人会触发你的防御机制，直接关系到你的核心观念、边缘型人格障碍透视镜、特定对象，以及灵活健康的希望、信念和期待。

多数人都熟知的消极防御机制，也称作病态、不成熟及神经性的心理防御。它们是你在童年、青少年以及成年时期形成的反应机制。虽然这些机制能够维持我们的核心观念及心理状态上的平衡，让我们不至于因为瞬间毫无防备的感受、想法和事件而被压垮，但却不利于我们准确理解事实，也不利于我们维持或开展人际交往以及充实地生活。

并不是所有防御机制都是消极的；实际上，那些健康的防御机制能够帮助你理解、分析和应对你在边缘型人格障碍中感受到的恐惧、痛苦、迷茫和矛盾。健康的防御机制也叫作成熟防御机制，在这种机制的影响下，你能感受到满足、愉悦和自我掌控感，以更加积极的态度去评估和处理令人痛苦的感受、想法和经历。下面让我们对消极和健康的防御机制进行详细探讨。

### 消极防御机制

科学研究表明，边缘型人格障碍者之中有九类消极防御机制最为常见（Perry，Presniak 和 Olson，2013 年）（见表 18-1）。

表18-1　消极防御机制

| 消极防御机制 | 定义及示例 |
|---|---|
| 发泄 | 指在冲动的驱使下，将情绪、信念、想法或头脑想象通过外在行为表现出来，而不是等待更合适的时机去应对冲动。人们通过发泄去避免因延迟某个具体行为而产生的沮丧和焦虑。例如，贝蒂在工作中感到同事不尊重她时，推了对方一把。 |
| 否认 | 指拒绝承认事实带来的感受、信念、想法和头脑想象。人们通过否认，拒绝面对自身、他人或事件带来的负面信息。例如，贝蒂不承认割伤自己会让在乎她的人担心。 |

续表

| 消极防御机制 | 定义及示例 |
| --- | --- |
| 贬低/理想化 | 指认为一个人或一件事极度糟糕，只能从中感受到负面的情绪、信念、想法和头脑想象。而仅仅几分钟、几小时或几天之后，马上又会认为同一个人或同一件事极其令人满意，因此只感受到正向的情绪、信念、想法和头脑想象。例如，贝蒂觉得新的咨询师既优秀又聪明，但几天之后就把他叫作"混蛋"，认定他是个傲慢无知的人。 |
| 理智化 | 指杜绝感受、信念、想法和头脑想象的介入，严格利用客观信息和数据进行理智分析。例如，贝蒂拒绝安全性行为，因为她认为自己随便找人上床、不采取任何保护措施的话，"只有"一千二百五十分之一的概率感染HIV病毒（Boily等，2009年）。 |
| 被动攻击 | 指通过故意失败、拖延、装病等方式，间接表现出沮丧或愤怒的情绪，结果给他人带来麻烦、愤怒或挫败。例如，贝蒂不喜欢自己的上司，所以故意拖延交报告，想给她的上司找点麻烦。 |
| 投射 | 指将自己的感受、信念、想法或头脑想象投射到他人身上。例如，贝蒂讨厌自己的上司，这种情绪太过强烈，导致她臆想出上司讨厌她。 |
| 合理化 | 指否定实际感受，用各种理由为自己的行为或处境辩解。例如，贝蒂告诉自己背着罗伯特出轨没什么，因为罗伯特自己也出轨了。 |
| 压抑 | 指将痛苦的感受、冲动、想法或愿望从个体意识中排除。例如，贝蒂的爸爸很久以前离家出走，这段回忆对她来说太过痛苦，所以她已经不再记得事情的细节。 |
| 分裂 | 指用完全好或完全坏的视角看待自己或他人，不肯结合积极和消极因素去综合判断，而且好坏之间的转换极其迅速且强烈。例如，贝蒂的朋友塔米有一天晚上出门之前忘记打电话告诉她，贝蒂因此认为塔米是一个糟糕的人。 |

　　表18-1是否体现了你的反应模式或应对方法？你是否能想到在面对某些人或某个情境时，自己就会采用上述不健康的防御机制？在继续探讨这些重要的问题之前，让我们首先通过下列例子看看贝蒂的防御机制（已在括号中注明）。

贝蒂在医院连续值班了 14 个小时回到家之后，陷入了一场争论。她的男友迈克尔冷静、直白地问她："工作上发生了什么事吗？怎么回来得这么晚？"

贝蒂当时很疲惫，随即感觉自己受到了冒犯。她认为迈克尔在指责她不坦诚、不忠实，于是说道："我很累了，而且我也没有义务和你证明什么！你又不是我爸爸！你以为自己是谁？"（发泄、投射、合理化、分裂）

于是迈克尔也提高了音量，说道："又来了，没问题时非要制造问题！就这样吧！"争吵从这里开始不断升级。

贝蒂喊道："你这个混蛋！你根本不知道我每天都经历了什么，你也根本不在乎！"（发泄、合理化、分裂）

迈克尔的自卫本能让他立刻做出反应，喊道："你为什么总是冲着我来！我做错了什么！"他始终出言不逊，拒绝承认自己的错误。

而在这种场面下，贝蒂也陷入了自己的消极反应模式，她大喊大叫、大声咒骂、贬损对方、拒绝道歉、只看到事物的一面（发泄、否认、投射、合理化、分裂）。贝蒂越来越生气，开始朝迈克尔扔书，然后是电视遥控器（发泄）。她开始想象迈克尔马上就要冲出家门，永远离开她，一股巨大的空虚感开始在内心累积。争吵不断加剧，直到贝蒂冲进卫生间，想要划伤自己（发泄），而迈克尔只能拼命敲门想让她出来。

贝蒂的经历中并没有涉及全部 9 类消极防御机制，你可能也是这样。多数情况下，她采用的是发泄、否认、投射、合理化、分裂等方式。人们会使用哪种防御机制取决于具体的对象和情境。在分析你的消极防御机制之前，让我们首先看一下健康的防御机制都有哪些，从不同的角度看到事物的全貌。

## 健康防御机制

包括边缘型人格障碍者在内的大多数人，并不会只采用消极防御机制去应对恐惧、痛苦、迷茫和矛盾，他们也会利用健康防御机制来提升自我满足感、愉悦感及自我掌控感。表 18-2 列出了 6 类健康防御机制，能够帮助你以更加积极的态度去评估和处理矛盾纠结的感受、想法和经历。

表18-2　健康防御机制

| 健康防御机制 | 定义及示例 |
|---|---|
| 利他 | 指通过帮助他人来获得内心愉悦、抑制痛苦，而且在这一过程中几乎不考虑，或完全不考虑对自己有何好处。例如，贝蒂养的猫死去之后，她志愿在当地的动物救助中心帮忙。 |
| 预期 | 指对未来可能遭遇的压力、恐惧和不舒服的感受做出切合实际的推测，并且对希望的结果，以及成功或失败的可能有所预期。例如，贝蒂观察到在自己工作的医院，护士的轮班次数减少了。她留意到了这一现象，同时也清楚自己刚刚被招进来。因此她开始上网寻找其他工作机会，假如医院辞退她，或者自己的轮班也被压缩，她能够做到有所准备。 |
| 幽默 | 指通过轻松、有趣的方式坦诚表达自己的感受或想法，而不会引起他人的痛苦或不适（例如冷嘲热讽，或取笑别人）。一个人的风趣幽默能够减少让人不舒服的想法、感受和信念。例如，贝蒂照料的一个癌症患者，用开玩笑的口吻说起化疗后变成光头的事情。 |
| 自我约束 | 指面对消极信念、行为和反应模式带来的短期回报，能够控制或舍弃它们带来的短暂愉悦感。你很清楚哪些事情对自己最重要，因此会通过自我约束不再贪恋这种愉悦感，从而感到发自内心的满足。例如，贝蒂下定决心寻求帮助，克服边缘型人格障碍，改变自己的人生。 |
| 升华 | 指在实现目标的过程中，通过一些技巧去减轻压力，而不是增加或屏蔽压力。升华能给人带来满足感。例如，当贝蒂面对自己的母亲、朋友或男友感到强烈的愤怒时，就会去健身。 |
| 压制 | 指有意识地选择不去思考事情消极的方面，或延迟反应冲动。例如，贝蒂很喜欢迈克尔，想和他建立亲密关系，但她选择慢慢进行，在冲动决定之前先去了解对方。 |

你在上述内容中是否找到了自己的健康反应模式呢？这次，让我们通过健康反应模式的角度，重新回顾贝蒂和迈克尔之间的争吵。

---

贝蒂在医院连续值班 14 个小时后才回到家。因为一位病患突发紧急情况，她多值了两小时班，下班之后感到自己非常疲惫（利他）。当她把车停到家门口的时候，做了一次深呼吸，想起自己忘记给迈克尔打电话了，他很可能非常担心（预期、自我约束、压制）。她走进家门，迈克尔平静、直接地问道："工作上发生了什么事吗？怎么回来得这么晚？"

贝蒂深吸了一口气，听出了他话中的担忧和同情，同时也想到，自己不需要去证明任何事，随后回答道："对不起。我完全忘了给你打个电话（升华、压制）。一个病人癫痫发作，医疗组的人又请了病假，所以我必须留在那，等情况得到控制才能走。"（利他、升华）

迈克尔停顿了一下，坐在沙发中看向她。"我知道你工作非常辛苦，也付出了很多，但是你没打电话回来，我特别担心你是不是受了伤。下次尽量给我打个电话好吗？看到你没事我就放心了。"

---

贝蒂采用了预期、自我约束、升华和压制的方法，有效评估和处理了自己的感受、想法和体验，从而感受到了满足、愉悦和自我掌控感。

她通过健康的防御机制收获了积极的结果，也让她和爱人之间的关系更加紧密。

下面让我们来看一下你有哪些健康和消极的防御机制。请在表18-3的空白处写下你的防御机制。

表18-3　你的防御机制

| 健康防御机制 | 消极防御机制 |
|---|---|
|  |  |
|  |  |
|  |  |
|  |  |
|  |  |
|  |  |

如果你的消极防御机制比健康防御机制更多，也不必担心。我们的目的是了解你在面对自己、他人和不同情境时习惯性采纳的防御机

制，也会在接下来的内容中继续探讨这一话题。

## 人物、情境和防御机制

你会采用哪些防御机制与一系列因素紧密相关，包括相处的对象、当下的情境，以及你当时产生的感受、想法和回忆。所以你使用某些防御机制的频率很可能会高于其他类型。而增加对习惯性防御机制的认识会帮助我们了解和掌控这些机制。贝蒂使用了以下表格去梳理自己的防御机制。

### 人物、情境和防御机制记录

我习惯采用（防御机制）发泄的方式面对我的朋友、罗伯特、妈妈和同事，因为我想掌控局面，或者迫切希望别人按照我的意愿行事。我用发泄的方式让自己得到关注，这样我就不会觉得自己毫无存在感。发泄带给我一种强烈的情绪迸发的快感，让我感觉自己此刻是活着的，如果事情进展太慢，我会很害怕人们因为我枯燥无聊而不喜欢我。心里"发痒"、孤独，或感觉被抛弃和空虚的时候，我就会发泄。

我习惯采用（防御机制）压制的方式面对迈克尔和共事的医生，因为我能较好地控制自己，保持和他们之间的关系。当我接纳迈克尔时，他对我非常耐心和体贴，但这种善意却让我担心他会离开我，留下我承受内心的孤独空虚。我决定改善这段关系，而压制的方法能让我辨别出什么做法最合适。我知道自己应该怎么做去帮助迈克尔和我自己、改善我们的关系。当共事的医生居高临下和我讲话时，我会用压制的态度面对他们。我认为这是最合适的回应方式和做法，这样我就能保住自己喜欢的工作，继续照顾医院的病人。

在两个例子中，贝蒂梳理了自己的防御机制、应用的目标对象、具体应用的情境，以及她采用这些机制获得的益处。这些信息让她更好地了解了自己的消极防御机制和健康防御机制，也对采用这些防御机制的时机、场景和对象有了更多掌控。

下面，你需要对自己的防御机制进行识别。不要急着尽快完成练习。如果你需要休息一下，请给自己暂停的时间，等你准备好了，再回到练习上来重新开始。

## 人物、情境和防御机制记录

我习惯采用（防御机制）_____

的方式面对 _____

因为 _____

_____

我习惯采用（防御机制）_____

的方式面对 _____

因为 ＿＿＿＿＿＿＿＿＿＿＿＿＿＿＿＿＿＿＿＿＿＿＿＿＿＿＿

＿＿＿＿＿＿＿＿＿＿＿＿＿＿＿＿＿＿＿＿＿＿＿＿＿＿＿＿＿＿＿

　我习惯采用（防御机制）＿＿＿＿＿＿＿＿＿＿＿＿＿＿＿＿＿＿＿

的方式面对 ＿＿＿＿＿＿＿＿＿＿＿＿＿＿＿＿＿＿＿＿＿＿＿＿＿

因为 ＿＿＿＿＿＿＿＿＿＿＿＿＿＿＿＿＿＿＿＿＿＿＿＿＿＿＿

＿＿＿＿＿＿＿＿＿＿＿＿＿＿＿＿＿＿＿＿＿＿＿＿＿＿＿＿＿＿＿

　我习惯采用（防御机制）＿＿＿＿＿＿＿＿＿＿＿＿＿＿＿＿＿＿＿

的方式面对 ＿＿＿＿＿＿＿＿＿＿＿＿＿＿＿＿＿＿＿＿＿＿＿＿＿

因为 ＿＿＿＿＿＿＿＿＿＿＿＿＿＿＿＿＿＿＿＿＿＿＿＿＿＿＿

＿＿＿＿＿＿＿＿＿＿＿＿＿＿＿＿＿＿＿＿＿＿＿＿＿＿＿＿＿＿＿

到这里为止，你已经对自己有了更多了解，包括你的消极防御机制和健康防御机制，以及采用它们的目标对象和具体情境。下面让我们继续探索这一话题，看看防御机制如何使你的核心观念更加牢固。这样也会帮助你了解采用健康防御机制的好处。

## 从核心观念、防御机制到积极成果

相比于消极防御机制，采用健康防御机制要求你在核心观念被触发的情况下，对整个过程进行重新梳理。从扳机事件到进入消极或健康的防御机制可能只有千分之一秒的时间，但随着日积月累地不断练习，这个过程就会成为一个自动化反应。当你理解了这一规律，并能让自己慢下来，你就拥有了在面对不同的人和不同情境时灵活反应的能力。

为了获得这种掌控感，我们将使用下面的防御机制成果记录表帮助你追踪整个过程，你可以在记录过程中了解触发核心观念的扳机事件、采用的防御机制，以及积极结果和消极结果。健康防御机制能够极大增加获得积极成果的概率，而这项练习也能够帮助你了解用健康防御机制取代消极防御机制有哪些益处。随着你坚持不懈地使用健康防御机制，它们会逐渐成为灵活、健康的自动化反应模式。

以下是有关贝蒂的两个示例。为了便于理解，我将其分成了健康示例和消极示例，但在现实生活中，你很可能会在同一个情境下，或面对同一个人时同时采用两种防御机制。在填写自己的记录表时，也请记住这一点。

我的核心观念是被抛弃、正直和决心，当我知道自己回家迟了、忘记给迈克尔打电话、然后他问我去了哪里时，这些核心观念就会被触发。

我采用了以下防御机制（圈出自己采用的选项）（见表18-4）。

表18-4 防御机制成果记录表

| 消极防御机制 | 健康防御机制 |
| --- | --- |
| 发泄 | 利他 |
| 否认 | 预期 |
| 贬低/理想化 | 幽默 |
| 理智化 | 自我约束 |
| 被动攻击 | 升华 |
| 投射 | 压制 |
| 合理化 | |
| 压抑 | |
| 分裂 | |

这个场面的结果是：我们陷入了争吵中。我开始大喊大叫，然后他也跟着大喊大叫。我大声咒骂他，朝他扔东西，直到我被强烈的情绪彻底压垮，接着我跑进卫生间，割伤了自己，迈克尔只能在外面用力敲门让我出去。

我的核心观念是被抛弃、正直和决心，当我知道自己回家迟了、忘记给迈克尔打电话、然后他问我去了哪里时，这些核心观念就会被触发。

我采用了以下防御机制（圈出自己采用的选项）（见表18-5）。

表18-5 你的防御机制成果记录

| 消极防御机制 | 健康防御机制 |
|---|---|
| 发泄 | 利他 |
| 否认 | 预期 |
| 贬低/理想化 | 幽默 |
| 理智化 | 自我约束 |
| 被动攻击 | 升华 |
| 投射 | 压制 |
| 合理化 | |
| 压抑 | |
| 分裂 | |

这个场面的结果是：我和迈克尔没有争吵，我也感觉和他更亲近了。我能理解他的立场，也能控制自己消极反应的想法、感受和冲动。我控制了局面和自己的反应。

通过了解核心观念、扳机事件、防御机制和产生结果之间的关联，贝蒂认识到了采用健康防御机制带来的好处。因此，我也鼓励你利用记录表针对过去、当下和未来可能发生的情境进行练习。

我的核心观念是＿＿＿＿＿＿＿＿＿＿＿＿＿＿＿＿＿

当＿＿＿＿＿＿＿＿＿＿＿＿＿＿＿＿＿＿＿＿＿＿＿＿

时，这些核心观念就会被触发：＿＿＿＿＿＿＿＿＿＿＿

＿＿＿＿＿＿＿＿＿＿＿＿＿＿＿＿＿＿＿＿＿＿＿＿＿

我采用了以下防御机制（圈出自己采用的选项）（见表18-6）。

表18-6　防御机制成果记录表

| 消极防御机制 | 健康防御机制 |
|:---:|:---:|
| 发泄 | 利他 |
| 否认 | 预期 |
| 贬低/理想化 | 幽默 |
| 理智化 | 自我约束 |
| 被动攻击 | 升华 |
| 投射 | 压制 |
| 合理化 | |
| 压抑 | |
| 分裂 | |

这个场面的结果是：＿＿＿＿＿＿＿＿＿＿＿＿＿＿＿＿

＿＿＿＿＿＿＿＿＿＿＿＿＿＿＿＿＿＿＿＿＿＿＿＿＿

当你找到触发自己核心观念的扳机事件，并用健康防御机制取代消极防御机制获得积极成果时，一直困扰你的边缘型人格障碍就已经开始慢慢松动。本章中的练习部分值得反复温习，不断重复这一过程才能真正掌握应用健康防御机制的技巧。正如书中其他练习一样，掌握这一技巧就像学习滑旱冰：练习越多，就越能熟练运用。所以请多加练习，直到它们成为你的自动化反应模式。

◇ **建立全新自我** ◇

利用下面的空间，把你从本章中学到的内容总结下来，真正掌握这些信息。

我从本章中学到的最有帮助的信息是：

1.＿＿＿＿＿＿＿＿＿＿＿＿＿＿＿＿＿＿＿＿＿＿＿

2.＿＿＿＿＿＿＿＿＿＿＿＿＿＿＿＿＿＿＿＿＿＿＿

3.＿＿＿＿＿＿＿＿＿＿＿＿＿＿＿＿＿＿＿＿＿＿＿

我希望练习的技巧是：

1.＿＿＿＿＿＿＿＿＿＿＿＿＿＿＿＿＿＿＿＿＿＿＿

2.＿＿＿＿＿＿＿＿＿＿＿＿＿＿＿＿＿＿＿＿＿＿＿

3.＿＿＿＿＿＿＿＿＿＿＿＿＿＿＿＿＿＿＿＿＿＿＿

　　在阅读本章的过程中，我脑海中思考的是＿＿＿＿＿＿＿，
它能让我了解到 ＿＿＿＿＿＿＿＿＿＿＿＿＿＿＿＿＿＿

＿＿＿＿＿＿＿＿＿＿＿＿＿＿＿＿＿＿＿＿＿＿＿＿＿＿＿

　　在下一章中，我们将要探讨爱恨交织的内心冲突，帮助你减
少自身看法和感受中的矛盾与迷茫。

# THE BORDERLINE PERSONALITY DISORDER WORKBOOK

## *19*

### 克服爱恨交织的内心冲突

爱恨交织的内心冲突即指人们的内心博弈，是在面对自我、世界，以及给自己带来爱意和伤害的人时，会在感受到的善意与恨意、同情与厌恶、关怀与蔑视之间摇摆不定。这种爱恨交织的内心冲突会带来迷茫、不确定和自我憎恨的情绪，从而导致人们陷入消极的信念、行为和反应模式。无论是你的想法或想象，对自己说的话，看待自己的方式，还是面对过去、当下和未来的态度，都可能让你感到迷茫。而如何应对内心的迷茫则会对人生产生非常大的影响。

　　在本章中，我们就将探讨这种爱恨交织的内心冲突，帮助你进一步减轻心中的迷茫和矛盾，提升自我关爱的能力，在超越边缘型人格障碍的道路上继续前行。在阅读本章内容时，你也许会回想起很多过去的经历，以及挖掘出很多许久未曾体会到的感受。因此在需要时，请不要忘记使用自救 (HELP) 四步法。

## 定义爱恨交织的内心冲突

很多边缘型人格障碍者都会处于一种在自我厌恶和自我关爱之间来回拉扯的状态，这种状态正是内心矛盾情绪的源头。在克服这一问题之前，先让我们来认识一下它的真面目。为了了解自己的内心冲突，托尼梳理了他讨厌自己和喜欢自己的方面（见表 19-1）。

表19-1 托尼的内心冲突

| 我喜欢自己的地方 | 我讨厌自己的地方 |
| --- | --- |
| 我善良、体贴。 | 我不值得她付出时间。 |
| 我聪明、有能力。 | 我感觉自己不重要。 |
| 我有成功的决心。 | 我容易放弃。 |
| 我用不同的方式看待自己。 | 我一直伤害自己和别人。 |

迷茫的感受进一步激发了托尼爱恨交织的内心冲突，让他无法用灵活、健康的信念、行为和反应模式去应对问题。而当他意识到了这一点，隐藏多年的迷茫和内心矛盾就已经开始慢慢松动。

下面，让我们开始帮助你面对这一问题，请根据你的情况填写表 19-2。请在过程中尽可能对自己保持坦诚，确保通过自己的真实视角（第 16 章）以及灵活、健康的希望、信念和期待（第 17 章）去看待问题。

表19-2  你的内心冲突

| 我喜欢自己的地方 | 我讨厌自己的地方 |
| --- | --- |
|  |  |
|  |  |
|  |  |
|  |  |
|  |  |
|  |  |

　　对爱恨交织的内心冲突做出定义后，接下来我们要学习如何增加自我关爱、减少自我厌恶，从而削弱内心的迷茫和挣扎。

## 自我厌恶和自我关爱策略

　　人们通常会通过以下策略不断强化自身爱恨交织的内心冲突。这些策略通常会潜移默化地逐渐影响你看待自己、他人和当下情境的角度。请在表 19-3 中勾选出你最常采纳的策略。请注意，你有可能会在同一类别下同时选择自我厌恶及自我关爱策略。这是很正常的，因为你采用的策略可能来源于很多不同的想法、感受和回忆，从而影响到你看待自己和世界，以及在不同情境下的行为方式和应对方式。

表19-3 自我厌恶和自我关爱策略选择

| 自我厌恶 | 自我关爱 |
|---|---|
| ☐ 拒绝耐心<br>要求自己对情绪立刻做出回应，从而获得一种错觉，即如果自己将情绪表达出来，就是掌控了情绪。 | ☐ 保持耐心<br>意识到自己有反应的冲动。告诉自己，你不需要立刻对情绪做出回应。让自己慢下来，在头脑冷静下来之后进行探索（此刻脑海中有哪些情绪、想法和景象？）、推断（我有哪些预期？）和回应。 |
| ☐ 容忍可憎想法<br>无条件地认为自己的想法就是事实，尤其是消极想法。纵容对自己、他人和世界产生令人厌恶的想法，而不进行任何辩证思考。 | ☐ 动摇可憎想法<br>质疑可憎想法的真实性。问问自己它们的事实根据是什么。如何证明它们是错误的想法？你可以采用"三步诊断法"（"three Cs"）（Creed，Reisweber和Beck，2011年）："捕捉"（catch）情绪产生之前头脑中的想法，"检查"（check）想法的真实性和有效性，以及"改变"（change）这些想法的真实性和有效性。 |
| ☐ 纵容内心恶魔<br>向内心的恶魔屈服，不加质疑，不加反抗。内心恶魔即指你头脑中的某些想法，与核心观念相关。这些想法通常会让你感到羞耻，让你对自己进行刻薄评判，从而产生对自己、他人和世界的消极认知。 | ☐ 瓦解内心恶魔<br>经常提醒自己，内心恶魔只是那些消极的核心观念，它们只是在头脑中喋喋不休，让你不断陷入消极的信念、行为和反应模式当中。面对内心恶魔需要以积极的姿态正面应对，需要在认识到事实真相后依然对自己保持友善、好奇、尊重的态度，也指瓦解消极信念和看清它们并非真相的本质。 |

续表

| □坚持自我厌恶 | □坚持自我关爱 |
|---|---|
| 指在做了糟糕或错误的事情后，被自我厌恶的情绪左右，进入一种自虐、迷茫、冲突的思维循环，从而产生内心折磨和屈辱的感受。 | 意识到哪些是真正对自己有利、友善、体贴和同情的做法，审视自己做错的地方。人人都会犯错，所以允许自己犯错，重要的是进行补救，然后原谅自己。 |
| □自我谴责 | □自我原谅 |
| 只关注生活中自己所犯的错误，以及进行自我审判列举的证据，以此来证明消极核心观念和边缘型人格障碍都是合理的存在。即使毫无作用，也会不断谴责和折磨自己，逼迫自己去做正确的事情。 | 后退一步，从整体上看待自己的错误。问问自己："如果别人犯了同样的错误，我也会像谴责自己一样去谴责对方吗？"意识到每个人都会犯错，你也一样，进行补救就好。如果你无法面对自己的错误和与此有关的人，那么就为其他人做一些好事吧。做出补救行为后，放下自己的错误，不去期待他人意识到你的行为后有所回馈。 |
| □拒绝怜悯 | □拥抱怜悯 |
| 只对他人而不是自己表达怜悯，因为你认为自己不值得被怜悯、理解和接纳。消极的核心观念和早期经历会让你对自己怀有不切实际的期待，进而产生偏执的想法和自我憎恨的情绪。 | 就像喜欢和关爱孩子一样，在需要时对自己保持同情、表达怜悯。 |
| □脱离当下 | □活在当下 |
| 不断回想过去，而不关注前行的方向，忽视当下发生的事情。 | 探索困住自己的真正原因，对当下保持觉察。意识到自己无法改变过去但能够影响当下，意识到自己有选择的权力，也有灵活采取各种积极方式去生活的自由。 |
| □一切追求完美 | □接纳足够好的现状 |
| 有一切追求完美的倾向，事情要不然完美无缺，要不然糟糕透顶，只用一种方式看待自己、他人和不同情境，不允许出现任何瑕疵和错误。 | 相信自己、他人和当下的情境已经足够好，足以达到自己的需求，即使不能完全符合预期也没关系。请记住，你用来对比自己的任何对象、任何情境都不是完美的，也都是有缺陷的。 |

续表

| □拒绝支持 | □接受支持 |
|---|---|
| 疏远和拒绝想要帮助你的人。形成一套自己所谓的规则，对自己缺乏信心，也不信任想要帮助自己的人，结果更加迷茫和矛盾，内心逐渐失去平衡。当你拒绝所有的支持，心中自我憎恨的情绪就很难再被动摇。 | 意识到自己的价值，并且建立巩固自我价值的支持体系。这个体系中的人应该是善良、体贴、包容、有同情心和值得依靠的，主动接受他们的善意，而不是一味拒绝。远离那些会触发你消极核心观念的人，不去纵容消极核心观念的发展。 |
| □助长自我厌恶 | □鼓励自我关爱 |
| 永远只看到自己身上的某个侧面，尤其是阴暗、混乱、糟糕、有害的部分。忽视自己和他人身上的积极品质，将成功看作偶然，并拒绝真心想要帮助自己的人。这种策略就像一个熟悉的老朋友，和你朝夕相处了很多时光，但那段时光却充满了自我谴责和自我憎恨的糟糕经历，让你不断陷入厌恶自己的思维循环。 | 承认并接纳自己身上好的一面，例如体贴、怜悯、创造力和强大的人格，意识到自己的独一无二，以及过往的一切经历如何塑造了今天的你。当别人也同样看到了你的这些品质，并向你表达支持和关心，请接受对方的善意，并把这看作一次美好旅行中收获的纪念品。 |

　　梳理自我关爱和自我厌恶的策略也许会带来很多想法、感受和记忆。如果你发现自己更容易采纳自我厌恶的策略，也不要苛责自己。因为它们是在成长过程中随着核心观念和边缘型人格障碍共同形成的。请在下列空白处，花一些时间去探索自身与这种内心冲突有关的想法、感受和记忆。这部分练习能够让你看到矛盾心理对自己和生活产生的影响，帮助你克服自我厌恶，发展自我关爱。


　　看到自己圈出的自我厌恶策略时，我感到＿＿＿＿＿＿＿＿＿＿

看到自己圈出的自我厌恶策略时，我想起＿＿＿＿＿＿＿＿

我看到自己圈出的自我关爱策略时，我感到＿＿＿＿＿＿＿

我看到自己圈出的自我关爱策略时，我想起＿＿＿＿＿＿＿

## 克服自我厌恶，强化自我关爱

在克服自我厌恶之前，我们首先需要找到自我厌恶和自我关爱同核心观念之间有哪些具体联系，从而看到爱恨交织的内心冲突为什么会带来困惑迷茫。你的消极核心观念往往与自我厌恶策略紧密相关，而积极核心观念则更有可能与自我关爱策略联系在一起。这些核心观念会不断互相冲突，影响着你看待自己、他人和世界的方式。

我们将通过表 19-4 帮助你建立不同策略和核心观念之间的关联，减少内心的矛盾情绪。请勾选你经常采用的自我厌恶及自我关爱策略。如果同时采用了两种策略，那么同时勾选即可。然后在方框中写下你认为与之相关的核心观念。如果你认为某个核心观念同哪一种策略都不相关，可以不用填写，直接跳到下一个条目即可。在此过程中，我们在第 15 章梳理的核心观念根源或许会对你有所帮助。

表19-4 核心观念与自我厌恶/自我关爱表格

| 自我厌恶和自我关爱策略 | |
|---|---|
| □拒绝耐心<br>□保持耐心<br>我的核心观念：_____ | □拒绝怜悯<br>□拥抱怜悯<br>我的核心观念：_____ |
| □容忍可憎想法<br>□动摇可憎想法<br>我的核心观念：_____ | □脱离当下<br>□活在当下<br>我的核心观念：_____ |
| □纵容内心恶魔<br>□瓦解内心恶魔<br>我的核心观念：_____ | □一切追求完美<br>□接纳足够好的现状<br>我的核心观念：_____ |
| □坚持自我憎恨<br>□坚持自我关爱<br>我的核心观念：_____ | □拒绝支持<br>□接受支持<br>我的核心观念：_____ |
| □自我谴责<br>□自我原谅<br>我的核心观念：_____ | □助长自我厌恶<br>□鼓励自我关爱<br>我的核心观念：_____ |

在核心观念与自我厌恶和自我关爱策略之间建立联系是重要一步，下面还剩最后一步：将它们组合起来。在这之前，先让我们看一下托尼的例子。

| 自我厌恶和自我关爱做法 |
|---|
| ☑拒绝耐心<br>□保持耐心<br>我的核心观念：毫无价值，无人关注 |

为什么总是被情绪支配：易怒、焦虑、孤独的边缘型人格

托尼确定自己"毫无价值""无人关注"的核心观念与"拒绝耐心"这一策略相关。他由此产生的强烈情绪，例如认定自己永远都不会有任何价值，这些情绪会让他在各种情境下立刻做出反应。他会陷入默认的消极信念、行为和反应模式当中，例如一遍又一遍地给自己的女朋友打电话，直到对方应答（"拒绝耐心"策略的一种表现形式），这一行为反而把对方越推越远。然后他会把这种结果作为自己毫无价值的进一步佐证，导致自我厌恶的情绪愈演愈烈。然而当托尼意识到是自己的核心观念产生了自我厌恶的策略后，他也同样意识到，自己有能力做出改变。

　　我毫无价值的核心观念与拒绝耐心的自我厌恶策略相关。

　　我的核心观念如何影响我采取这一策略：当我觉得自己必须立刻反应时，就会失去耐心，似乎一刻也等不了。当帕姆不接电话时，我感觉自己毫无价值、无人关注。我会感到失去了对局面和自我的掌控，我会被别人控制。

　　我能够通过保持耐心的策略做出改变：当我意识到自己有立刻做出反应的冲动时，就知道是自己毫无价值、无人关注的核心观念又在捣鬼。我会感到妈妈仿佛在我的头脑中喋喋不休地说丧气话，但我能够控制自己怎么想、怎么做。我会做几次深呼吸，然后重新评估当下情境，衡量优势和劣势，思考自己真正想要的结果。我会识别哪些策略能对我产生帮助，哪些会给我带来伤害。

托尼找到了自我厌恶策略的真正原因。当他找到了自我厌恶的源头，自然也能找到提升自我关爱的策略。你也一样能够做到。请在下面的横线上填写与你的自我厌恶策略相关的核心观念，描述这些核心观念如何影响你采取这些策略，最后描述你如何利用自我关爱策略做出改变。你可以看到，我在每个自我关爱和自我厌恶策略中都写出了相关提示点。这种做法有很重要的目的。即使你没有采取某个自我厌恶的策略，我也希望你能想象自己在生活中的某个情境下采用了相应的自我关爱策略。所以请尽量不要让一些自我关爱策略留有空白。

## 克服自我厌恶，强化自我关爱

我＿＿＿＿＿＿＿＿＿＿＿＿＿＿＿＿＿＿＿＿＿＿＿＿＿＿＿＿

的核心观念和拒绝耐心的自我厌恶策略相关。

我的核心观念如何影响我采取这一策略：＿＿＿＿＿＿＿＿＿

＿＿＿＿＿＿＿＿＿＿＿＿＿＿＿＿＿＿＿＿＿＿＿＿＿＿＿＿＿＿＿

我能够通过保持耐心的策略做出改变：＿＿＿＿＿＿＿＿＿＿

＿＿＿＿＿＿＿＿＿＿＿＿＿＿＿＿＿＿＿＿＿＿＿＿＿＿＿＿＿＿＿

我＿＿＿＿＿＿＿＿＿＿＿＿＿＿＿＿＿＿＿＿＿＿＿＿＿＿＿＿

的核心观念和容忍可憎想法的自我厌恶策略相关。

我的核心观念如何影响我采取这一策略：＿＿＿＿＿＿＿＿＿

＿＿＿＿＿＿＿＿＿＿＿＿＿＿＿＿＿＿＿＿＿＿＿＿＿＿＿＿＿＿＿

我能够通过动摇可憎想法的策略做出改变：＿＿＿＿＿＿＿＿＿＿

＿＿＿＿＿＿＿＿＿＿＿＿＿＿＿＿＿＿＿＿＿＿＿＿＿＿＿＿＿＿＿＿＿＿＿＿

我＿＿＿＿＿＿＿＿＿＿＿＿＿＿＿＿＿＿＿＿＿＿＿＿＿＿＿＿＿＿

的核心观念和纵容内心恶魔的自我厌恶策略相关。

我的核心观念如何影响我采取这一策略：＿＿＿＿＿＿＿＿＿＿

＿＿＿＿＿＿＿＿＿＿＿＿＿＿＿＿＿＿＿＿＿＿＿＿＿＿＿＿＿＿＿＿＿＿＿＿

我能够通过瓦解内心恶魔的策略做出改变：＿＿＿＿＿＿＿＿＿＿

＿＿＿＿＿＿＿＿＿＿＿＿＿＿＿＿＿＿＿＿＿＿＿＿＿＿＿＿＿＿＿＿＿＿＿＿

我＿＿＿＿＿＿＿＿＿＿＿＿＿＿＿＿＿＿＿＿＿＿＿＿＿＿＿＿＿＿

的核心观念和坚持自我厌恶的自我厌恶策略相关。

我的核心观念如何影响我采取这一策略：＿＿＿＿＿＿＿＿＿＿

＿＿＿＿＿＿＿＿＿＿＿＿＿＿＿＿＿＿＿＿＿＿＿＿＿＿＿＿＿＿＿＿＿＿＿＿

我能够通过坚持自我关爱的策略做出改变：＿＿＿＿＿＿＿＿＿＿

＿＿＿＿＿＿＿＿＿＿＿＿＿＿＿＿＿＿＿＿＿＿＿＿＿＿＿＿＿＿＿＿＿＿＿＿

我＿＿＿＿＿＿＿＿＿＿＿＿＿＿＿＿＿＿＿＿＿＿＿＿＿＿＿＿＿＿

的核心观念和自我谴责的自我厌恶策略相关。

我的核心观念如何影响我采取这一策略：＿＿＿＿＿＿＿＿＿＿

＿＿＿＿＿＿＿＿＿＿＿＿＿＿＿＿＿＿＿＿＿＿＿＿＿＿＿＿＿＿＿＿＿＿＿＿

我能够通过自我原谅的策略做出改变：_____

_____

我_____

的核心观念和拒绝怜悯的自我厌恶策略相关。

我的核心观念如何影响我采取这一策略：_____

_____

我能够通过拥抱怜悯的策略做出改变：_____

_____

我_____

的核心观念和脱离当下的自我厌恶策略相关。

我的核心观念如何影响我采取这一策略：_____

_____

我能够通过活在当下的策略做出改变：_____

_____

我_____

的核心观念和一切追求完美的自我厌恶策略相关。

我的核心观念如何影响我采取这一策略：_____

_____

我能够通过接纳足够好的现状的策略做出改变：＿＿＿＿＿＿

＿＿＿＿＿＿＿＿＿＿＿＿＿＿＿＿＿＿＿＿＿＿＿＿＿

我＿＿＿＿＿＿＿＿＿＿＿＿＿＿＿＿＿＿＿＿＿＿＿＿

的核心观念和拒绝支持的自我厌恶策略相关。

我的核心观念如何影响我采取这一策略：＿＿＿＿＿＿＿

＿＿＿＿＿＿＿＿＿＿＿＿＿＿＿＿＿＿＿＿＿＿＿＿＿

我能够通过接受支持的策略做出改变：＿＿＿＿＿＿＿＿

＿＿＿＿＿＿＿＿＿＿＿＿＿＿＿＿＿＿＿＿＿＿＿＿＿

我＿＿＿＿＿＿＿＿＿＿＿＿＿＿＿＿＿＿＿＿＿＿＿＿

的核心观念和助长自我厌恶的自我厌恶策略相关。

我的核心观念如何影响我采取这一策略：＿＿＿＿＿＿＿

＿＿＿＿＿＿＿＿＿＿＿＿＿＿＿＿＿＿＿＿＿＿＿＿＿

我能够通过鼓励自我关爱的策略做出改变：＿＿＿＿＿＿

＿＿＿＿＿＿＿＿＿＿＿＿＿＿＿＿＿＿＿＿＿＿＿＿＿

这部分练习能够帮助你了解如何在生活中发展自我关爱的策略。通过这些策略，你可以不断减少内心冲突和迷茫，逐渐摆脱边缘型人格障碍长久以来带给你的困扰。你练习得越多，从中得到的力量和帮助就越多。

## ◇ 建立全新自我 ◇

利用下面的空间，把你从本章中学到的内容总结下来，真正掌握这些信息。

我从本章中学到的最有帮助的信息是：

1.＿＿＿＿＿＿＿＿＿＿＿＿＿＿＿＿＿＿＿＿＿＿＿＿

2.＿＿＿＿＿＿＿＿＿＿＿＿＿＿＿＿＿＿＿＿＿＿＿＿

3.＿＿＿＿＿＿＿＿＿＿＿＿＿＿＿＿＿＿＿＿＿＿＿＿


我希望练习的技巧是：

1.＿＿＿＿＿＿＿＿＿＿＿＿＿＿＿＿＿＿＿＿＿＿＿＿

2.＿＿＿＿＿＿＿＿＿＿＿＿＿＿＿＿＿＿＿＿＿＿＿＿

3.＿＿＿＿＿＿＿＿＿＿＿＿＿＿＿＿＿＿＿＿＿＿＿＿


在阅读本章的过程中，我脑海中思考的是＿＿＿＿＿＿＿＿，它能让我了解到＿＿＿＿＿＿＿＿＿＿＿＿＿＿＿＿＿＿＿＿＿

＿＿＿＿＿＿＿＿＿＿＿＿＿＿＿＿＿＿＿＿＿＿＿＿＿＿＿

　　了解自身爱恨交织的内心冲突能够让你更好地掌控看待自己、他人和生活中不同情景的方式。我们在书中学习到的所有技巧都是为了帮助你逐渐放下过去的想法，去接纳全新的想法——这也是我们将会在下一章中讨论的内容。

# THE BORDERLINE PERSONALITY DISORDER WORKBOOK

## *20*

### 放下，重新出发

本书读到这里，你已经研究和学习了如何更好地利用核心观念影响自己的生活，以及影响你看待自己、他人和不同情境的方式。通过这个过程，你也掌握了更多有效的方法去不断摆脱边缘型人格障碍的控制。而这一章的内容将帮助你在这条道路上走得更远。你将通过掌握更多技巧，逐渐放下过去的习惯，培养灵活、健康的新模式，实现个人成长，赋予自我力量，即使在核心观念被触发时也能掌控自己的生活。

## 从过去到当下

思考一下：你读这本书的初衷是什么？当时你的生活中正在经历什么？在过去和当下之间做出一个清晰的划分非常重要。这样就能够看到自己取得的进步，坚定克服边缘型人格障碍的信心。下面让我们先来看一下贝蒂在过去和当下的应对方法之间如何进行划分。

　　过去的应对方法让我在事情没有按照预期发展时变得多疑、沮丧、愤怒，导致我的核心观念最终爆发。我会感觉遭到抛弃、内心空虚，仿佛已经彻底失去了尊严和自我意志，自己无能为力，只能用一种近乎绝望的方式做出回应，直到彻底淹没在强烈的情绪当中。过去的应对方法严重破坏了我的人际关系，让我无法理智对待自己和他人。我割伤自己，和不同的人上床，想让自己好受一些，但一点用都没有。这个循环无法停止，我就被困在情绪风暴的中心，任由它搅乱我的生活。

　　当下的应对方法让我得到喘息。我知道了自己的情绪按钮、扳机事件，以及信念、行为和反应模式都有哪些。当我感到被抛弃和空虚，我会探索自己的内心感受，掌控它们，改变它们——我能清晰地看到生活的真实样貌，我的期盼和恐惧也无法左右我，让我迷茫。我能在面对自己和他人时采用健康的防御机制，建立健康的人际关系。我找到了爱和连接感，自己也得到了成长。在不断成长的过程中，我为自己设想了未来生活的图景，过去我曾认为自己根本不可能实现这些目标，但现在我相信自己能够做到，因为我有掌控自己未来的能力。同时，我也感到自己有足够的能力和决心去迎接生活中的所有美好。

　　贝蒂如今已经能够客观理性地看待自己的过去，不再自我攻击，同时也能清楚地看到自己当下的状态。她认识到生活充满无限可能和希望，而且，自己能够通过灵活健康的信念、行为和反应模式增加对自我、人际关系和不同情境的掌控感。

下面，你需要去探索自己过去和当下的不同应对方法。请在下列空白处，描述你现在如何看待自己过去和当下的应对方法，以及它们如何影响你看待自己、他人和不同情境的角度。请尽可能详细表达，不要有所保留。不要评判自己的过去，而是在当下的基础上激励自己，为未来做出努力。

过去的应对方法_____

_____

当下的应对方法_____

_____


这种练习方法能够让你更有信心利用灵活健康的信念、行为和反应模式超越边缘型人格障碍，也能够让你重新理解自己的核心观念，认识到它们在你的生活中意味着什么。


## 核心观念发出的信号

在阅读这本书的过程中，我们一起探索并且逐渐松动了你的核心观念，此刻你应该已经有了不一样的认识。虽然你的行为和反应方式曾完全受核心观念左右，但如今你已经能在核心观念被触发时准确识别它发出的信号——即你的感受和想法——因而能够去评估和识别最佳行动方式。

贝蒂曾经也会在某些人或某些情境触发了她的核心观念时立刻做出反应。但随着治疗过程逐渐深入，她开始逐渐意识到自己的核心观念会在被触发时向自己发出感受和想法上的信号，而她可以根据这些信号去选择采纳哪些信念、行为和反应模式。贝蒂过去非常易怒，她不与人接触，极度渴求恋爱关系，还会在核心观念被触发时割伤自己。现在，当核心观念再一次被触发时，她已经有了很多有效技巧来帮助自己，例如用正念让自己慢下来，去探索内心的信念、想法和感受。通过这些技巧，她得以摆脱边缘型人格障碍和消极反应模式的控制，在平静、专注、清醒的状态下准确识别出触发自己情绪的扳机对象或扳机事件。她变得更加强大，对自己有了更多掌控感，能够灵活应对不同情境。通过了解自己的核心观念和行为模式，她的需求和想法也更容易得到满足。

请在下列空白处，描述你对核心观念的看法和你与核心观念之间的关系发生了哪些转变。请尽可能详细描述，并利用这个机会进一步巩固你对自己核心观念的了解。如果空间有限，你可以使用额外的空白纸张书写。根据自己的需要练习，多写一些也没关系。我建议你可以经常进行这项练习。

我的核心观念曾经让我_____

_____

我的核心观念会发出这些信号_____

_____

当我接收到核心观念发出的信号时，我会采用这些灵活健康的信念、行为和反应模式：

_____

_____

希望回答这些问题能够让你对自己的核心观念有更加清晰的认识，从而全然接纳并充分使用这些信息。这也是个人力量和掌控感的来源。但我们也要意识到，在这个过程中可能会有退步的倾向出现，也就是重蹈过去的行为方式。为了抵制这种倾向，你需要清楚哪些情况会导致你回到消极的信念、行为和反应模式当中。

## 推动我前行，还是阻碍我前行

在这项练习中，你需要梳理哪些因素会推动你前行，哪些会阻碍你前行。认识这些影响因素的存在能够让你做出更加理智的选择，保持已经取得的进展，增加掌控感和自我力量，增加满足内心需求和想法的可能性。这项练习对贝蒂也起到了很大的作用。以下是她的答案。

哪些人阻碍了我采取灵活、健康的信念、行为和反应模式？

罗伯特、我的妈妈和一些朋友。

他们的哪些行为阻碍了我前行？

他们触发了我的核心观念，而且似乎很高兴看到我挣扎痛苦。我的前男友总是对我出言不逊，我的妈妈现在依然不想和我有太多牵扯。我们最近仅有的几次交流中，她对我也非常冷淡。

我如何减少他们带来的影响？

我可以让自己远离他们。我可以减少或避免和他们相处。如果我和他们在一起时核心观念被触发，而且这些核心观念也向我发出了信号，我可以采用灵活健康的反应模式掌控局面，或离开当时的情境。

在我努力改变自己过去的信念、行为和反应模式的过程中，哪些人会支持我？

迈克尔是我强大的后盾。我的很多同事现在和我相处的时间更多了，而且还会询问我有关病人的问题。我的心理咨询小组成员经常鼓励我，让我更有信心继续努力。

我如何鼓励那些支持我的人？

我可以坦诚开放地和他们交流内心的感受和痛苦。我可以继续采用灵活健康的反应模式增进我们之间的关系。

我如何促进他们带来的积极影响？

我会在需要自我安抚时继续使用发泄手记，也会在情绪按钮被触发时主动采用灵活、健康的信念、行为和反应模式。我会坚持练习这些技巧，建立更多自信，多和生活中积极向上的人相处。

你一定也和贝蒂一样，取得了很多进步。请使用下列空白处去探索哪些人、哪些事会推动你继续前行，或可能会阻碍你取得进步。请尽可能详细描述，给自己时间去探索自我和生活。你的世界会发生变化，身在其中的人也会发生变化，所以无论何时，反复进行这项练习都会给你提供非常大的帮助。

哪些人阻碍了我采取灵活、健康的信念、行为和反应模式？

_____

_____

他们的哪些行为阻碍了我前行？

_____

_____

我如何减少他们带来的影响？

_____

_____

在我努力改变自己过去的信念、行为和反应模式的过程中，哪些人会支持我？

_____

我如何鼓励那些支持我的人？

我如何促进他们带来的积极影响？

## 赋予自我力量

赋予力量是在超越边缘型人格障碍、阻止自己退步的过程中非常重要的一部分。在这项练习中，你需要找出赋予自我力量的词语，然后使用它们形成赋予力量的自我表述，从而帮助自己维持已经取得的成果并不断取得进步。

在灵活、健康的信念、行为和反应模式的帮助下，我相信，你正在不断努力超越自身的边缘型人格障碍，逐渐增加更多的自我掌控感。接下来，你可以在下列表达赋予力量的词语列表中找到符合自己的选项，并把它们圈出来。这些词语会让你感到更加强大、自信、有更多的掌控感。如果有些词语你不太熟悉，也不用担心。花一些时间把它们查清楚即可。这种方法能帮助你建立自己的赋予力量词库，让你重新定义和扩大自我认知，认可自己的成就、魅力、气度和决心，同时给他人带来抚慰和快乐。

如果你认为这个表格中缺少某些词语，可以自行添加上去。

圈出选择的词语后，请完成下面的赋予力量自我表述。请尽力根据自己的实际情况完成练习，并且试着用一个以上的词语去完成赋予力量的自我表述。请尽情享受这项练习吧！让自己完全沉浸在你的进步、决心，以及内心的蓬勃生机当中。

| | | | | |
|---|---|---|---|---|
| 有能力 | 有所发现 | 充满激情 | 鼓舞人心 | 值得付出 |
| 有造诣 | 有责任心 | 充满决心 | 不怕危险 | 值得钦佩 |
| 有成就 | 有创造力 | 思维清晰 | 坚持不懈 | 无拘无束 |
| 有活力 | 有所启发 | 精力充沛 | 兴高采烈 | 令人安慰 |
| 有抱负 | 有洞察力 | 享受其中 | 极其活跃 | 快乐 |
| 有品德 | 令人信服 | 感到兴奋 | 善良包容 | 和谐 |
| 了不起 | 令人愉悦 | 无所畏惧 | 生机勃勃 | 健康 |
| 出色的 | 令人兴奋 | 保持专注 | 释放光彩 | 希望 |
| 有魅力 | 令人赞叹 | 享受乐趣 | 得到释放 | 启示 |
| 有动力 | 充满渴望 | 慷慨大方 | 重新开始 | 可爱 |
| 有胆魄 | 充满活力 | 美好愿望 | 坚韧不拔 | 美好 |
| 有决心 | 充满热情 | 优雅大方 | 坚强不屈 | 壮观 |
| 有勇气 | 充满爱意 | 自我成长 | 蓬勃发展 | 强大 |
| 征服者 | 充满信心 | 富于想象 | 正在转变 | 果断 |
| 控制者 | 充满喜悦 | 不可思议 | 富有远见 | 杰出 |
| 热情 | 耐心 | 平和 | | |

## 赋予力量的表达

我认为自己是（赋予力量的词语）＿＿＿＿＿＿＿＿＿＿＿

的，因为我＿＿＿＿＿＿＿＿＿＿＿＿＿＿＿＿＿＿＿＿＿

＿＿＿＿＿＿＿＿＿＿＿＿＿＿＿＿＿＿＿＿＿＿＿＿＿＿＿

我感到（赋予力量的词语）＿＿＿＿＿＿＿＿＿＿＿＿＿＿

的，因为我＿＿＿＿＿＿＿＿＿＿＿＿＿＿＿＿＿＿＿＿＿

＿＿＿＿＿＿＿＿＿＿＿＿＿＿＿＿＿＿＿＿＿＿＿＿＿＿＿

我将会（赋予力量的词语）＿＿＿＿＿＿＿＿＿＿＿＿＿＿

的，因为我＿＿＿＿＿＿＿＿＿＿＿＿＿＿＿＿＿＿＿＿＿

＿＿＿＿＿＿＿＿＿＿＿＿＿＿＿＿＿＿＿＿＿＿＿＿＿＿＿

你可以根据这项练习的结果，以视频或音频的方式录制赋予力量的自我表述，或者将它们写在发泄手记中。如果其中某个表达让你感触最深，可以拍照后存在手机里，或者根据自己的风格用软件做一些修饰。让这个表述成为生活中的一部分，伴随你继续前行。当然，这绝非"一蹴而就"的练习，而是你在取得进步的基础上可以持续采用的可靠方式，也是帮助自己获得美好事物的途径。

现在，相信你已经成功超越了自己过去的消极信念、行为和反应模式，形成了看待自我和世界的全新角度。灵活、健康的技巧方法为你打开了新世界的大门，其中有无穷的机遇和可能性供你探索。请记住：你才是自己的主人，只有你，而不是边缘型人格障碍，才能决定自己如何去生活。

## ◇ 建立全新自我 ◇

利用下面的空间，把你从本章中学到的内容总结下来，真正掌握这些信息。

我从本章中学到的最有帮助的信息是：

1.＿＿＿＿＿＿＿＿＿＿＿＿＿＿＿＿＿＿＿＿

2.＿＿＿＿＿＿＿＿＿＿＿＿＿＿＿＿＿＿＿＿

3.＿＿＿＿＿＿＿＿＿＿＿＿＿＿＿＿＿＿＿＿

我希望练习的技巧是：

1.＿＿＿＿＿＿＿＿＿＿＿＿＿＿＿＿＿＿＿＿

2.＿＿＿＿＿＿＿＿＿＿＿＿＿＿＿＿＿＿＿＿

3.＿＿＿＿＿＿＿＿＿＿＿＿＿＿＿＿＿＿＿＿

在阅读本章的过程中，我脑海中思考的是＿＿＿＿＿＿＿，它能让我了解到＿＿＿＿＿＿＿＿＿＿＿＿＿＿＿＿＿＿＿＿

＿＿＿＿＿＿＿＿＿＿＿＿＿＿＿＿＿＿＿＿＿＿＿＿＿＿

在下一章，也是本书的最后一章中，我们会讨论如何保持你已经取得的进步，如何在超越边缘型人格障碍的道路上继续前行。

在进行第五部分之前，我建议你可以浏览第四部分的总结内容。

总结内容综合了第四部分中所有的概念、实践和练习，能够进一

步帮助你巩固摆脱消极信念、行为和反应模式的方法技巧。

THE
BORDERLINE
PERSONALITY DISORDER
WORKBOOK

---

第五部分

**维持成果，提升力量**

# THE BORDERLINE PERSONALITY DISORDER WORKBOOK

# *21*

## 巩固取得的进步

你在克服边缘型人格障碍的道路上已经取得了非常了不起的成就！现在我相信：当你又一次感到沮丧或想要退缩的时候，你已经能更好地掌控当下的情境。所以，在本书的最后一部分，我会告诉你如何巩固已经取得的进步，让你不再重蹈边缘型人格障碍带来的消极信念、行为和反应模式。

　　在上一章中，我介绍了退步的概念，即重新陷入过去由边缘型人格障碍所产生的消极信念、行为和反应模式当中。压力是引起退步的主要原因之一，也会不断削弱一个人的自我接纳能力。而能够自我接纳的人会如实看待自己的优势和劣势，认可自己的能力、天赋和价值，也能够在承认自身的不足和过去的行为之后依然爱自己。每个人的生活中都不可能毫无压力，但你却可以掌控压力对你的影响、对自我接纳的影响，从而更好地了解自身压力，培养相关技巧去应对压力。我们在本书中已大量讨论了如何去应对和减少压力带来的影响，因此在这一章中，我们将对压力的具体类型进行阐述，关注如何帮助你提升自我接纳的能力。

## 压力的类型

我们会在这一部分列举出 5 种压力类型（见表 21-1），每一种类型都有各自的表现形式，也都对你自身和你的自我接纳水平有着不同的影响。这些压力类型有可能在你的生活中同时出现，但表现形式和严重程度各不相同。

表21-1　5种压力类型

| 压力类型 | 定义 | 对自我接纳的影响和应对方式 |
|---|---|---|
| 时间紧迫型 | 这是一种最常见的压力类型。虽然持续时间有限，但强度却很高。这种压力通常只在压力源存在的时候出现。相关例子包括遭遇堵车，或者和你的爱人或孩子吵架。<br><br>人们在时间紧迫型的压力当中时会有很强烈的行动动机。例如，你因为即将到来的工作面试或约会感到有压力，所以会非常认真地准备，想要留下好的第一印象。 | 这种压力类型在引起退步、降低自我接纳方面的可能性最小。你可以利用这一类型的压力去提升自我接纳水平，在克服、应对这种压力的同时认可自己的优势和能力。 |

续表

| | | |
|---|---|---|
| 环境因素型 | 顾名思义，这种类型的压力产生于你周围的环境当中。相关例子包括你无法控制的户外噪音，想出门时遇上雨天，或者非常想看一部电影时恰巧赶上影院爆满。 | 环境因素型压力对自我接纳的影响最小，因为在这种情况下，你很清楚压力源并不是自己造成的，然而如何进行应对则由你自己来决定。利用灵活健康的反应模式应对这一类型的压力会提升你的自我接纳水平。 |
| 混合型 | 在这种情境下，压力事件会一个接一个地出现。例如，假设你遭遇了堵车，所以接孩子放学迟到了，然后又因此错过了新工作机会的电话面试。 | 这些压力事件的逐渐累积会严重影响你的自我接纳，因此很容易退步到过去的边缘型人格障碍模式当中。而采用灵活健康的反应模式、在每个压力源产生的时候及时处理，则会帮助你避免这种局面的出现。 |
| 持续型 | 这种类型的压力会相对持续更久。相关例子包括生活贫困，处于某种身体状况或心理状况当中（例如边缘型人格障碍），婚姻不幸福、工作或事业不顺利等。 | 这种压力类型对人们的心理健康、身体健康，以及自我接纳产生的消极影响最为严重。人们处于这种压力当中时，会感觉自己原本的积极应对模式被逐渐消耗瓦解。面对持续型压力时，我们需要复习学到的技巧，回顾本书的总结内容，巩固已经取得的进步，做出相应的改变。 |
| 历史因素型 | 这种类型的压力事件通常发生在很久之前，但直到如今想起它仍然会让你感到难过。相关例子包括童年时期的虐待经历、亲人去世，或被父母抛弃。 | 这种压力一旦产生，会让人们很难做到完全接纳自己。但尽管曾经饱受伤害，如今你已经了解了自己的核心观念，也掌握了有效的应对模式，所以相信你会有足够的能力减少它带来的影响。坚持采用灵活、健康的反应模式，你就能够控制这种压力类型给你带来的破坏性影响。 |

在了解了五种压力类型、它们对自我接纳的影响，以及应对方法
之后，下面你需要识别自己的压力类型，或可能会经历的压力类型。
首先，让我们看一下托尼的压力类型。

**压力类型：时间紧迫型**

1. 正在工作时，我的电脑密码失效了，我只能等技术人员给我一
个新的密码。

2. 我不小心摔了自己的手机，屏幕碎了，不得不去店里更换。

3. 之后我又要去接女朋友朱莉下班，这时候车又没油了，结果迟
到了。

**压力类型：历史因素型**

1. 妈妈从来不关注我，总是忽视我。

2. 虽然过去我很擅长打棒球，但最后没能坚持这项运动。

当托尼收到了新密码，换了手机，接到了朱莉，他的时间紧迫型
压力就消失了。由于托尼应对得体，在过程中也表现出了自信和掌控
感，这些事件并没有带来消极影响，反而促进了他的自我接纳水平。
虽然托尼内心的忧虑依然部分来自于历史因素型压力，但这些压力源
作为他核心观念的一部分，带来的影响似乎已经在逐渐削弱。托尼面
对历史因素型压力时，并没有像面对时间紧迫型压力一样感受明显。

因为这些压力已经存在了很长时间，他习惯了去应对和适应，知道如何把影响控制在一定程度内。

现在，请描述和识别你自己的压力类型。请在下列空白处，描述你所经历的压力类型。在识别的过程中，认真思考这些压力的来源、它们对你的影响，以及哪些人会给你带来或增加这些压力。请尽可能详细描述，如果你列举不出每种压力类型的例子，也没有关系。如果你的压力类型超过三种，可以找到第五部分的总结内容。这项练习的目的是让你了解目前生活中出现的压力，或可能会出现的压力。

## 识别你的压力类型

压力类型：时间紧迫型

1._____

_____

2._____

_____

3._____

_____

压力类型：环境因素型

1._____

_____

2._____

_____

3._____

_____

压力类型：混合型

1._____

_____

2._____

_____

3._____

_____

压力类型：持续型

1._____

_____

2._____

_____

3._____

_____

压力类型：历史因素型

1._____

_____

2._____

3._____
_____

　　识别压力类型会帮助你了解这些压力的来源、它们对你的影响、以及哪些人会给你带来或增加这些压力。了解这部分信息非常重要，这样你能在压力产生的时候有所准备，在被情绪淹没之前削弱它们的影响，以及降低重蹈过去信念、行为和反应模式的可能性。

## 保持自我接纳

　　和边缘型人格障碍一样，情绪同样会导致压力不断增长，最后发展到难以控制的程度。随着时间累积，压力会不断削弱人们的自我接纳能力，让人们陷入退步的风险。你可以通过本书当中学到的技巧保持自我接纳，例如掌控情绪按钮反应（第10章）、取代高风险情境中的原有行为方式（第11章）、良好社交习惯中的意象描述法（第14章）、真实视角下的思维循环（第16章）和健康防御机制（第18章）等。

　　下列练习能够帮助你抵抗退步的倾向。首先，你需要识别自己的压力类型，然后通过本书中学到的技巧，识别你可以采取哪些方式保持自我接纳。完成这项练习后，请回忆你的核心观念和反应模式、你采用了哪些技巧去管理和控制，以及压力对核心观念和反应模式产生了哪些影响。

当我经历（压力类型）＿＿＿＿＿＿＿＿＿＿＿＿＿＿＿＿＿

时，我想到的是＿＿＿＿＿＿＿＿＿＿＿＿＿＿＿＿＿＿＿＿＿

＿＿＿＿＿＿＿＿＿＿＿＿＿＿＿＿＿＿＿＿＿＿＿＿＿＿＿＿

当我经历这种压力，我感觉＿＿＿＿＿＿＿＿＿＿＿＿＿＿＿

＿＿＿＿＿＿＿＿＿＿＿＿＿＿＿＿＿＿＿＿＿＿＿＿＿＿＿＿

当我经历这种压力，我的表现是＿＿＿＿＿＿＿＿＿＿＿＿＿

＿＿＿＿＿＿＿＿＿＿＿＿＿＿＿＿＿＿＿＿＿＿＿＿＿＿＿＿

我保持自我接纳的方式是（使用的技巧）＿＿＿＿＿＿＿＿＿

＿＿＿＿＿＿＿＿＿＿＿＿＿＿＿＿＿＿＿＿＿＿＿＿＿＿＿＿

当我经历（压力类型）＿＿＿＿＿＿＿＿＿＿＿＿＿＿＿＿＿

时，我想到的是＿＿＿＿＿＿＿＿＿＿＿＿＿＿＿＿＿＿＿＿＿

＿＿＿＿＿＿＿＿＿＿＿＿＿＿＿＿＿＿＿＿＿＿＿＿＿＿＿＿

当我经历这种压力，我感觉＿＿＿＿＿＿＿＿＿＿＿＿＿＿＿

＿＿＿＿＿＿＿＿＿＿＿＿＿＿＿＿＿＿＿＿＿＿＿＿＿＿＿＿

当我经历这种压力，我的表现是＿＿＿＿＿＿＿＿＿＿＿＿＿

＿＿＿＿＿＿＿＿＿＿＿＿＿＿＿＿＿＿＿＿＿＿＿＿＿＿＿＿

我保持自我接纳的方式是（使用的技巧）＿＿＿＿＿＿＿＿＿

＿＿＿＿＿＿＿＿＿＿＿＿＿＿＿＿＿＿＿＿＿＿＿＿＿＿＿＿

## ◇ 维持你的进步 ◇

利用下面的空间，把你从本章中学到的内容总结下来，真正掌握这些信息。

我从本章中学到的最有帮助的信息是：

1.＿＿＿＿＿＿＿＿＿＿＿＿＿＿＿＿＿＿＿＿＿＿＿＿

2.＿＿＿＿＿＿＿＿＿＿＿＿＿＿＿＿＿＿＿＿＿＿＿＿

3.＿＿＿＿＿＿＿＿＿＿＿＿＿＿＿＿＿＿＿＿＿＿＿＿

我希望练习的技巧是：

1.＿＿＿＿＿＿＿＿＿＿＿＿＿＿＿＿＿＿＿＿＿＿＿＿

2.＿＿＿＿＿＿＿＿＿＿＿＿＿＿＿＿＿＿＿＿＿＿＿＿

3.＿＿＿＿＿＿＿＿＿＿＿＿＿＿＿＿＿＿＿＿＿＿＿＿

在阅读本章的过程中，我脑海中思考的是＿＿＿＿＿＿＿，它能让我了解到＿＿＿＿＿＿＿＿＿＿＿＿＿＿＿＿＿＿＿＿＿＿

＿＿＿＿＿＿＿＿＿＿＿＿＿＿＿＿＿＿＿＿＿＿＿＿＿＿

识别压力类型，以及它们对想法、感受、行为产生的影响，能够帮助你对感受和应对压力的方式有更多自我掌控感。掌控应对压力的方式能够让你保持自我接纳，如实看到自己的优势和劣势，认可自己的能力、天赋和价值，以及在看到自身的不完美和过去的行为之后依然能接受自己。这也意味着你摆脱了边缘型人格障碍的控制，全然接受了自己本来的样子。

THE BORDERLINE PERSONALITY
DISORDER WORKBOOK

*22*

摆脱边缘型人格障碍，开启新生活

看到这里，本书即将接近尾声，但你在克服边缘型人格障碍的道路上还要继续前行。你有了赋予自己力量的知识，有了排除困难、勇往直前的办法，也有了健康的信念、行为和反应模式去巩固自己取得的进步。

　　在结束之前，请花一些时间去思考你学到的内容，以及在克服边缘型人格障碍的过程中将会用到的知识。我们通过这种方式进行回顾，为继续前行做好准备。

　　在第一部分，我了解到，边缘型人格障碍是：_____

_____

　　在第二部分，我了解到，收获成长的首要步骤是：_____

_____

　　在第三部分，我了解到，要改变边缘型人格障碍的应对模式和相

关行为，我需要：_____

_____

　　在第四部分，我了解到，全新的我有能力去：_____

_____

　　在第五部分，我了解到，保持自我接纳，我需要：_____

_____

　　在实现成长的道路上，防止退步、管理压力、保持进步和自我接纳至关重要。

## 恭喜你成为全新的自己！

　　你已经跨出了人生中里程碑的一步。花一些时间，写一封信向自己表示庆祝，告诉自己，你为自己取得的进步和成果感到无比骄傲。写出你钦佩自己和爱自己的原因、你在前行道路上对自己的美好祝福，以及你将带着足够的力量、勇气和掌控感面对未来所有人生机遇的热烈期待。

　　亲爱的（你的名字）_____，

　　我想对你说_____

_____

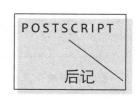

## 福克斯博士的寄语

每当一位来访者的咨询接近尾声，我都会送给他们一个象征转变、能够带来精神慰藉的小物件。如果是小孩子，我会送给他们一个安抚毯，而如果是成年人，我会赠送一个家庭纪念品，或者是某样能带来安全感的物品。

在即将完成本书之际，我一直在思考有什么能送给书本前的你。你的转变纪念品又是什么呢？然后我突然有了一个灵感！这本书，以及你写下的所有内容，就是我送给你的纪念品。它同你前行过程中需要的所有知识、观念和技巧一样，也是你的一部分。把这本书放到自己能够随时看到的地方吧。在前行的过程中，随时提醒自己，此刻你到达了哪里，又取得了哪些进步。记住：每当你发现自己停滞或退步，都可以随时打开这本书，帮助自己重回正轨。

最后，请允许我对你获得的所有成就致以最崇高的敬意。

丹尼尔·J. 福克斯 敬上